Kontaktlinsen-Ratgeber

Wen(n) die Brille stört

Von Franz Gruber

Soweit in diesem Buch eingetragene Handels- und Gebrauchsnamen beziehungsweise Warenzeichen verwendet werden (auch wenn diese nicht als solche gekennzeichnet sein sollten), dient dies lediglich der Veranschaulichung und es gelten die entsprechenden Schutzbestimmungen.

Alle in diesem Buch vorgestellten Ratschläge und Maßnahmen wurden von mir sorgfältig recherchiert und ausprobiert, dennoch kann ich für diese keine Garantien geben und schließe die Haftung und Schadensersatzansprüche dafür aus.

Bibliografische Information der Deutschen Nationalbibliothek:
Die Deutsche Nationalbibliothek verzeichnet diese Publikation in der Deutschen Nationalbibliografie; detaillierte bibliografische Daten sind im Internet über http://dnb.dnb.de abrufbar.

© 1. Auflage 2016 Franz Gruber

Illustration: Franz Gruber

Herstellung und Verlag: BoD – Books on Demand, Norderstedt

ISBN: 978 3 7392 47298

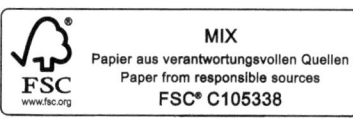

Inhaltsverzeichnis

VORWORT	1
KONTAKTLINSEN	3
DAS AUGE	5
Pro&Contra	7
Vorteile	7
Nachteile	11
Kontaktlinsenarten	16
Spärisch/torisch	19
Handhabung	23
Sauerstoffdurchlässigkeit	25
Einsetzen/heraus nehmen	27
Reinigungssysteme	29
Ultraschallreiniger	32
Nachbenetzungslösung	34
Weiche Kontaktlinsen	37
Randerscheinung	40
Tageslinsen	42
Wochenlinsen	42
Monatslinsen	43
Jahreslinsen	44
Gefärbte/farbige Kontaktlinsenarten	44
Weiche Kontaktlinsen reinigen	46
Einstufen-System	46
Mehrstufensysteme	47
Formstabile Kontaktlinsenarten	50
Ortho-K-Linsen	51
Einsetzen/heraus nehmen	52

Formstabile Kontaktlinsen reinigen   53
All-in-One   53
Mehrstufen-Systeme   53
Proteinentfernung   54
Peroxidlösung   54

NOCH WAS   55

Augenfutter   55

Augenschau   56

Akanthamöben   56

Beruf   57

Hygiene   57

Infektionskrankheiten   58

Kosmetika   58

PHMB   59

Produktion   59

Schwangerschaft   61

Sport   61

Tränenfilm   61

Ultraschallreiniger   62

Untersuchungen   63

Vorwort

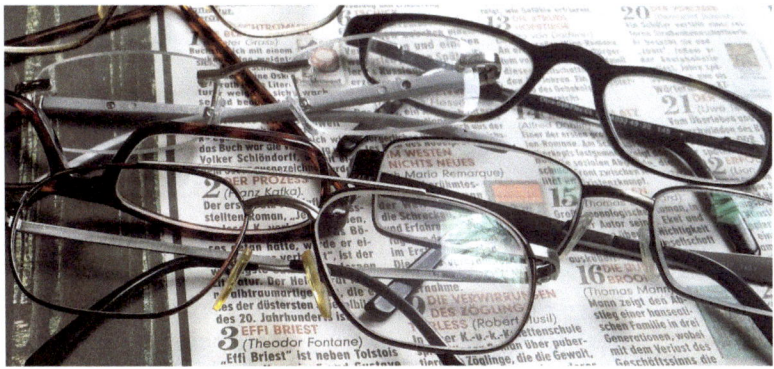

Ein Leben mit Brille ist kein Schicksal, das man fatalistisch ertragen muss. Schon im Alter von sieben Jahren wurde bei mir, während der ersten Schuluntersuchung, eine Hornhautverkrümmung festgestellt. Seit jenem Tag bin ich auf eine Sehhilfe angewiesen. Vor einiger Zeit habe ich mich über andere Korrekturmöglichkeiten informiert – sprich, die Augen lasern lassen. Ich habs dann nicht machen lassen, da mir die Komplikationsrate zu hoch war und das Ergebnis wohl eher selten den Erwartungen entspricht. Ein Freund, der eine Augenlaser-OP durchführen hat lassen, war mit dem Ergebnis halbwegs zufrieden aber halt nicht 100%-ig. Es kam bei ihm zwar zu keinen Komplikationen aber bis dieser passable Zustand erreicht wurde, hat es einige Monate gedauert.

Vor über 20 Jahren habe ich mir die ersten Kontaktlinsen anpassen lassen, damals waren die Hürden, dass die gesetzliche Krankenkasse die Kosten dafür trägt noch nicht so hoch wie heute. Als dann irgendwann die Kosten hierfür nicht mehr übernommen wurden, musste ich ein paar Jahre Pause machen.

Die Linsen, die ich benötige sind mehrere Hundert Euro teuer. Ich kann zwar noch immer nicht sagen, dass ich das Geld dafür "übrig" hätte. Inzwischen hat sich meine Situation etwas gebessert und für diesen Zugewinn an Lebensqualität spare ich gerne an anderer Stelle. Zudem konnte ich mit meinem Optiker Ratenzahlung vereinbaren.

Etwa 1 bis 1,2 Millionen Menschen in Deutschland haben eine Sehbehinderung, das heißt, ihre Sehkraft liegt zwischen 0 und 30%. Von daher gibt es für uns, die mit 30 bis 70% Sehkraft, die im Bereich einer Sehschwäche liegen, keinen Grund mit unserem Schicksal zu hadern. Jährliche Besuche beim Augenarzt helfen Veränderungen frühzeitig zu erkennen. Eine ausgewogene Ernährung und Flüssigkeitsaufnahme, wenig Alkohol, UV-Schutz (Sonnenbrille) und nicht zu kurze Aufenthalte und Bewegung im Freien sind für die Gesundheit der Augen förderlich.

Apropos Ernährung, nicht nur Karotten sind gut für die Augen, sondern fast jedes Obst und Gemüse. Diese liefern wichtige Vitamine, Mineralstoffe, Spurenelemente und sekundäre Pflanzenstoffe. Wie etwa Anthocyane (in blauen/roten Obst und Gemüse). Milchprodukte, Nüsse, Leinöl und fette Fische liefern gesundheitsfördernde Fettsäuren und Antioxidantien. Wer sich für das Thema Ernährung allgemein interessiert, dem darf ich an dieser Stelle meine Website über Ernährung und Haushalt empfehlen: **www.ernaehrung-aktuell.eu**

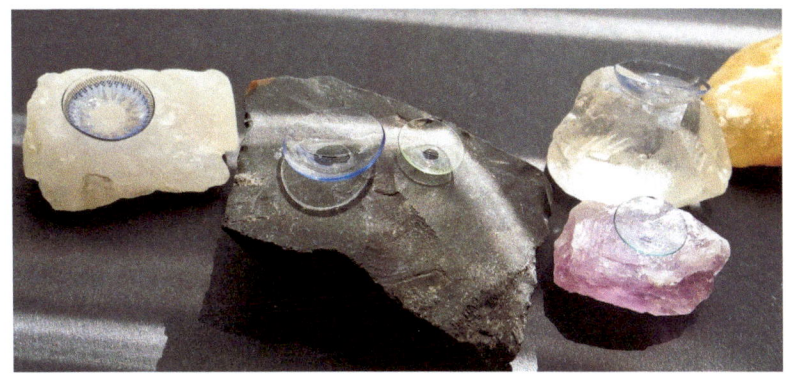

Kontaktlinsen

Die unsichtbaren Sehhilfen. Erst seit 1959 Otto Wichterle das Hydrogel HEMA (Hydroxyethylmethacrylat), statt des bis dahin gebräuchlichen Plexiglases, zu ihrer Herstellung verwendet hat, begann ihr Siegeszug. Im Vergleich zu ihren Vorgängern aus geschliffenem Glas war das zwar schon ein Fortschritt. Von Tragekomfort kann aber bei beiden Materialien keine Rede gewesen sein. Auch die Größe der Kontaktlinsen hat sich seit den Anfängen deutlich verringert, was zu wesentlich besseren Trageeigenschaften führte.

Moderne harte Linsen haben meist weniger als einen Zentimeter Durchmesser und die weichen Linsen etwa 1½ cm. Alte Linsentypen waren eher Halbkugeln mit einem Oberflächenquerschnitt von über 2 cm. Diese bedeckten nicht nur die Hornhaut, sondern auch einen Großteil der Lederhaut (das weiße im Auge) .Je weniger Fläche der Cornea bedeckt ist, desto weniger wird der Sauerstoffaustausch beeinträchtigt. Durch die kleinere Fläche und durchlässigere Materialien steigen sowohl der Tragekomfort als auch die Tragedauer und das Risiko für Komplikationen sinkt.

Die Hornhaut wird nicht durch Blutgefäße mit Sauerstoff versorgt, sonst hätten wir immer einen roten Schleier vor den Augen – gell. Stattdessen wird das wichtige O_2 durch den Tränenfilm geliefert. Als Laie mag man denken, dass diese Haftschalen (ein etwas veralteter Ausdruck) direkt auf der Hornhaut liegen würden und sich dort quasi festsaugen, doch dem ist nicht so. Sie sind vielmehr beweglich in den Tränenfilm eingebettet, je eine dünne Schicht unter und über der Linse. Das macht eine optimale Anpassung durch einen Augenarzt oder gut ausgebildeten Optiker so wichtig. Dadurch fallen auch kleine harte Kontaktlinsen nicht (leicht) aus dem Auge. Die etwas größeren weichen Linsen sitzen noch etwas sicherer, da auch eine gewisse Saugwirkung sie an ihrem Platz hält.

Unser Tränenfilm besteht nicht einfach nur aus etwas salzhaltigem Wasser. Auf der Hornhaut besteht dieser wenige Mikrometer dicke Film sogar aus drei Schichten. Produziert werden diese von den eigentlichen Tränendrüsen, kleinen Talgdrüsen am Rand der Lider und den Nickhautdrüsen. Die unterste und oberste Schicht sind sogar nur wenige Nanometer dick. Neben Wasser enthält der Tränenfilm auch Eiweiße, Fette, Nährstoffe (u.a. Glukose), Sauerstoff und Enzyme. Das Zusammenwirken all dieser Komponenten sorgt dafür, dass die Bestandteile des Auges ohne eigene Blutgefäße mit den notwendigen Nährstoffen und Sauerstoff versorgt werden. Neben der mechanischen Reinigung durch den Tränenfilm und den Lidschlag sorgen Enzyme dafür, dass Krankheitserreger auf der Augenoberfläche keine Chance zur Besiedelung finden. Die Produktion der Tränen wird von vielen Faktoren beeinflusst, unter anderem spielen das Lebensalter und Hormone dabei eine Rolle. Viele Medikamente, etwa die Pille, Antiallergiemittel und noch einige mehr wirken sich auf diese leicht schleimige Schutzschicht unserer Augen aus.

Nur ein Augenarzt und Optometrist kann diese Koeffizienten bewerten und bei der Auswahl der geeigneten Kontaktlinsen berücksichtigen. Wer Augensalben oder medizinische Augentropfen nehmen muss, kann Linsen ohnehin nur nach Absprache mit seinem Augenarzt tragen. Eventuell sind Wartezeiten vor dem Einsetzen der Linsen einzuhalten oder der Verwendung von Nachbenetzungslösung geboten.

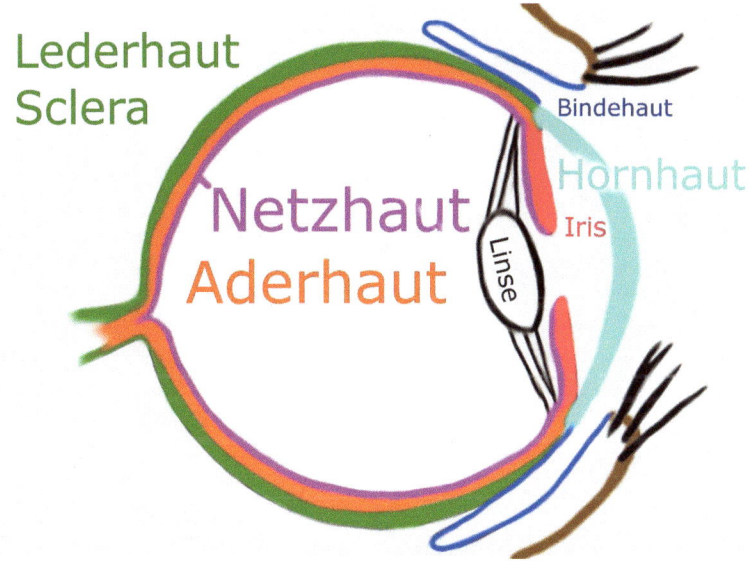

Das Auge

Mit diesen durchschnittlich 7,5 Gramm pro Auge hat sich die Natur größte Mühe gegeben. Die Iris oder Regenbogenhaut liegt in der durchsichtigen vorderen Augenkammer und entspricht etwa der Größe der Hornhaut. Die Sclera oder Lederhaut (das Weiße im Auge) bedeckt fast den gesamten Augapfel, ausgenommen der Bereich der Hornhaut und einem kleinen Loch hinten, durch das der Sehnerv verläuft.

Die Bindehaut ist eine Schleimhaut, die am Rand der Lidkanten beginnt und über der Sclera an die Hornhaut anschließt, diese sorgt für eine druck- und reibungsfreie Verteilung der Tränenflüssigkeit. Soweit ein bisserl Anatomie. Die Bindehaut bildet quasi eine Tasche vom Lid bis zur Hornhaut. So besteht keine Gefahr, dass irgendetwas, ob kleine oder große Kontaktlinsen, hinter das Auge in die Augenhöhle rutschen könnte.

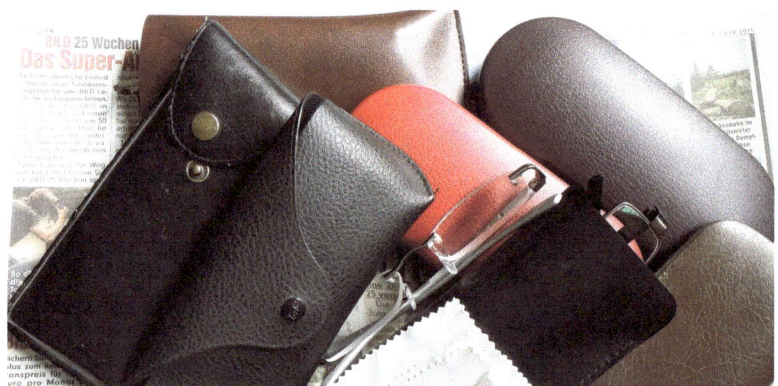

Pro&Contra

Kein Licht ohne Schatten, das ist auch bei der Wahl der Sehhilfe so. Die Schwäche des einen Systems ist die Stärke des anderen. Neben den anatomischen Gegebenheiten spielen hier auch deine persönlichen Interessen und nicht zuletzt deine finanziellen Möglichkeiten eine Rolle. Daher ist es wichtig, die Vor- und Nachteile von Brillen und Kontaktlinsen zu kennen.

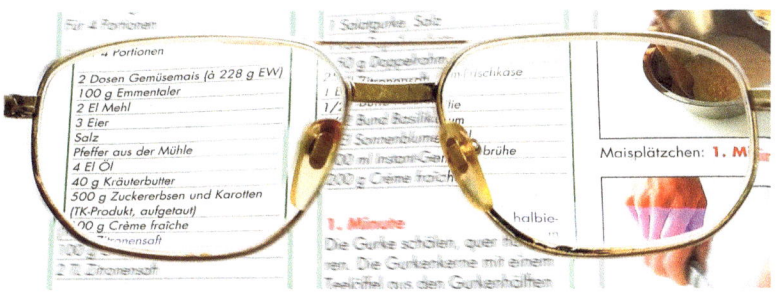

Vorteile

Platz 1 der Vorteile teilen sich zwei Punkte: Viele Formen von Sehschwächen lassen sich mit Kontaktlinsen besser ausgleichen als mit einer Brille und man hat kein Gestell auf dem Kopf, das einem das Aussehen verschandelt.

Die Korrektur des Sehfehlers erfolgt direkt auf der Hornhaut und nicht einige Millimeter davor wie bei einer Brille. So lassen sich oft bessere Ergebnisse erzielen als mit einer Brille, die meist ein paar Zentimeter vor dem Auge ist. Besonders bei einer Hornhautverkrümmung ist dieser Unterschied deutlich bemerkbar.

Dazu kommt, dass das Sehfeld in seiner kompletten Größe abgedeckt wird, auch bei noch so großen Brillen hört das Glas irgendwo auf. Bei stärkeren Brillengläsern kommen die Verzerrungen am Rand der Gläser und des Rahmens hinzu. Dass Brillen ein modisches Statement und Ausdruck der Individualität sind, behaupten vor allem die Hersteller von (teuren) Brillen, manchmal auch Leute, die eigentlich keine Sehhilfe brauchen und diese tatsächlich als Accessoire verwenden.

Vielleicht einer von einer Million sieht mit Brille besser aus als ohne. Die Brille, die einem gefällt, passt nicht zwingend zum Typ. Nur der Geduld und Hartnäckigkeit meines Optikers verdanke ich, dass er mich vor den übelsten Fehlkäufen bewahrt hat. Unterdies kommt das Problem der Auswahl des passenden Gestells, um für die wichtigsten Alltagsumstände eine zum Anlass und restlichem Outfit die passende Brille zu haben, bräuchte man wenigstens ein halbes Dutzend! Je eine für die Arbeit (dezent/seriös), für die Freizeit (bequem), für Parties (peppig), für den Sport (robust/sicher sitzend), für Feierlichkeiten (modisch/elegant/edel), eine Sonnenbrille und eine in Reserve. Um für die jeweilige Gelegenheit auch die richtige Brille dabei zu haben, muss man wenigstens drei davon in Griffweite haben also mit sich rumschleppen. Wer morgens vom ersten Augenaufschlag bis abends zum Zubettgehen auf Sehkraftverstärker angewiesen ist, weiß wie unbequem Brillen nach einigen Stunden werden können. Auch die leichteste und am Besten angepasste Brille hinterlässt dann Druckstellen auf der Nase und hinter den Ohren.

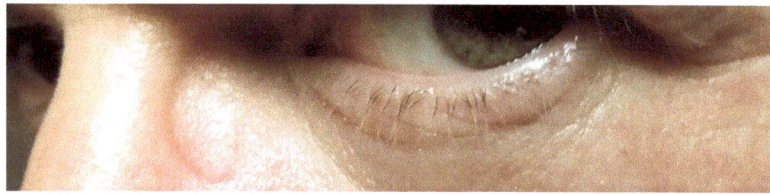

Dass einem eine Brille schlauer erscheinen lässt, ist ein Mythos. Dieses beifällige Vorurteil wird spätestens nach dem ersten Satz korrigiert, wenn sich der Gesprächspartner trotz Brille als dumm wie Bohnenstroh herausstellt.

Kontaktlinsen muss man nicht ständig putzen, harte Linsen und weiche mit längerer Tragedauer nur wenn sie aus den Augen genommen bevor sie in der Aufbewahrungslösung gelagert werden. Weiche Wegwerflinsen werden gar nicht gereinigt.

Brillen ziehen auf magische Art jede Art von Verschmutzung an, spätestens wenn man sie sich nach dem blitzeblank putzen wieder auf die Nase schiebt, klebt schon wieder irgendwas auf den Scheiben. Soziale Kontakte sind der absolute Killer, vom Begrüßungsküsschen bis zu leidenschaftlichen Unterfangen. Eigener und fremder Talg, Schweiß und Bodylotion bilden eine hocheffektive Klebefalle für Schuppen, Staub, Härchen, Fussel und was sonst noch durch die Luft fliegt.

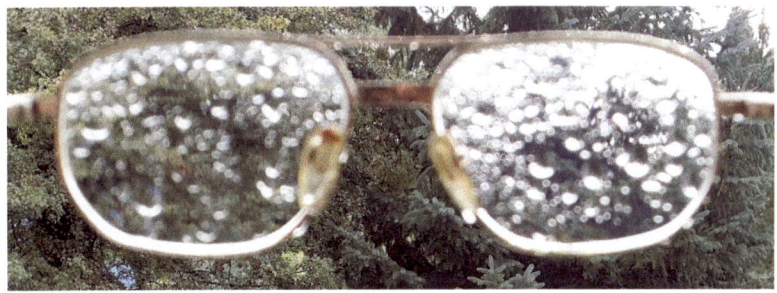

Die kleinen Pads, meist Silikonkissen, auf denen die Brille mit dem Steg auf der Nase aufliegt müssen eigentlich wöchentlich gekärchert werden. Nicht nur dass diese binnen Stunden nachdem man sie beim Optiker hat austauschen lassen wieder vergilben und spontan einen dicken Belag aus Hautfett und Schweiß ausbilden.

Diese dünnen Drähtchen, die die Pölsterchen halten sollen, verbiegen auch dauernd und brechen im unpassendsten Moment ab – erstes Date, Vorstellungsgespräch, Operngala – um nur ein paar Beispiele zu nennen.

Kontaktlinsen lässt man nicht einfach irgendwo liegen (Bus, Bahn, Restaurant, Disco …) oder muss sie erst suchen, wenn man sie benötigt. Weil, sie sind entweder im Auge oder in ihrem Aufbewahrungsbehälter. Brillen sind ständig auf Wanderschaft und man erinnert sich auch oft nicht, wo man sie zuletzt hingelegt hat.

Kissen, Zeitschriftenstapel, Couchritzen, kleinste Hohlräume im Auto, verborgene Dimensionen in Handtaschen, Rucksäcken, Jacken und so weiter sind ideale Rückzugsgebiete für die benötigte Sehhilfe. Manch eine soll es sogar schon in Kühlschränke und Waschmaschinen geschafft haben. Den Sehbehelf an die Leine oder Kette zu legen ist für manchen der letzte Ausweg.

Keine Beeinträchtigungen durch beschlagen oder Regen. Sobald die Umgebungsparameter von trocken-heißem Wüstenklima abweichen, bildet sich ein undurchschaubarer Film kleinster Wassertröpfchen auf den Augengläsern. Die Hersteller von Antibeschlagsprays und -tüchern verdienen sich eine goldene Nase, der Effekt ist minimal und auf wenige Minuten nach der Applikation beschränkt. Die hektische Suche nach Taschentüchern beginnt, doch die sind eher selten zu Hand. Stattdessen muss der Jutebeutel, Schal oder Hemdzipfel für halbwegs klare Sicht sorgen, nur wenige Hartgesottene sitzen die Sache einfach aus und warten bis sich die Binokel an das geänderte Klima angepasst haben. Bei Regen im Freien – keine Chance, da von oben ständig Nachschub geliefert wird, hilft auch kein putzen.

Weniger Einschränkungen bei Motorradhelmen, Taucher- und Schutzbrillen, Kopfhörern, Ohrschützern und der Auswahl einer Sonnenbrille.

Nachteile

Bei optimal vom Fachmann angepassten Linsen aus bestens durchlässigen Materialien kann der Sauerstoff vom Tränenfilm durch die Kontaktlinse der Hornhaut zugeführt werden. Bei ungenügender Versorgung der Hornhaut mit O_2 können Abbauprodukte nicht in ausreichendem Maße abtransportiert werden. Ist dies über längere Zeit der Fall, kann die Hornhaut verdicken und trüben. Der Körper versucht dies dann mit der Bildung von Blutgefäßen auszugleichen, wenn solche dann auch in die Iris hinein wachsen verringert sich das Sehvermögen zusätzlich. Also nur vom Optiker oder Augenarzt angepasste Kontaktlinsen verwenden, diese nicht länger als empfohlen tragen und bei längerer Zeit verwendbaren Linsen diese richtig aufbewahren und akribisch reinigen. Denn Abbauprodukte, vor allem Proteine (Eiweißstoffe) und Fette lagern sich auf der Oberfläche der Kontaktlinsen ab und verschlechtern die Gasdurchlässigkeit.

Hoffentlich habe ich dir nicht jetzt schon Angst gemacht, falls es dich beruhigt, die fiesen Sachen kommen erst noch. Trotz intensiven Nachdenkens und googelns konnte ich kaum Nachteile von Kontaktlinsen finden. Aber die will ich dir natürlich nicht vorenthalten. Am direktesten spürt man wohl den finanziellen Aufwand. Eine Brille wird einmal gekauft und kann dann fast kostenlos mit Wasser und einem Tropfen Spülmittel gereinigt werden.

Kontaktlinsen müssen mehr oder weniger regelmäßig ersetzt werden, formstabile Linsen kann man bei guter Pflege zwei bis drei Jahre verwenden und kosten pro Paar 200 bis 400 Euro, also rund hundert Euro aufs Jahr gerechnet.

Bei den weichen gibt es solche, die nach einem Tag (Tageslinsen), nach einer Woche (Wochenlinsen), nach einem Monat (Monatslinsen) oder auch erst nach einem Jahr (Jahreslinsen) weggeworfen werden.

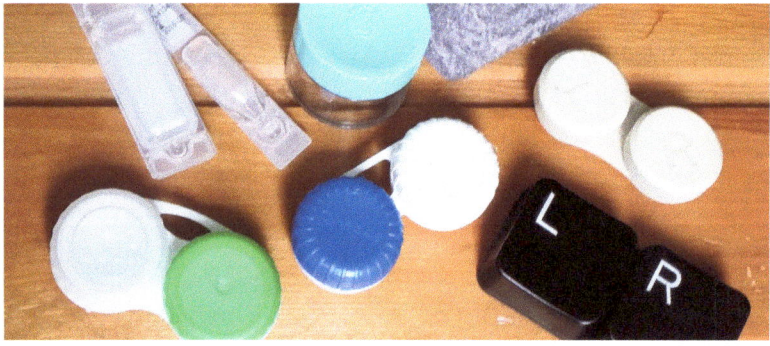

Tageslinsen gibt es schon für unter einem Euro pro Stück, klingt zunächst nicht teuer aber man braucht jeden Tag ein Paar und dadurch schlagen 500 bis 600 Euro ins Jahresbudget. Die Preisfrage lässt sich allerdings nicht so einfach und pauschal beantworten, da auch anatomische Gegebenheiten des Auges und die Stärke und Art der Sehschwäche dabei eine Rolle spielen. Kann eine günstige Kontaktlinse aus Massenproduktion getragen werden oder ist eine teure Einzelanfertigung nötig. Dazu kommen die Kosten für die Aufbewahrungs- und Reinigungslösungen.

Tages- und Wochenlinsen werden meist nicht aufwändig gereinigt, sondern entsorgt, bevor Ablagerungen und Verschmutzungen eine Reinigung erforderlich machen würden (theoretisch). Material und Eigenschaften lassen eine Reinigung bei diesen Linsentypen auch kaum zu! Für die Reinigungsmittel und Aufbewahrungslösungen sollte man etwa drei bis fünf Euro monatlich mit einplanen.

Ein weiterer Nachteil von Kontaktlinsen, sie machen ein wenig mehr Arbeit, als sich einfach nur ein (meistens schlecht geputztes) Nasenfahrrad auf den Gesichtsvorsprung zu schieben. Das Einsetzen, Herausnehmen und gegebenenfalls Reinigen der Sehhilfen macht halt ein wenig mehr Mühe und dauert ein paar Minuten, dafür hat man dann aber auch Ruhe.

Besonders bei weichen Linsen ist das Infektionsrisiko mit Bakterien, Pilzen oder Viren etwa dreimal höher als bei harten Kontaktlinsen, das bedeutet, dass etwa jeder dreitausendste (0,3 Promille) eine behandlungsbedürftige Binde- oder Hornhautentzündung bekommt. Bei harten Linsen ist es nur einer von zehntausend (0,1 ‰). Wobei die meisten dieser Fälle sich mit einer besseren Hygiene und ordnungsgemäßen Reinigung der Linsen vermeiden lassen würden. Die Gefahr bei deutschem Leitungswasser betrachte ich als relativ gering, anders sieht es in ausländischen Wasserleitungen, Flüssen und vor allem Badeseen aus. Weiche Linsen haben faktisch nie Kontakt mit Leitungswasser! Entweder sind sie im Auge oder in ihrem Behälter in frischer Aufbewahrungslösung. Meine formstabilen Linsen spüle ich nach der Reinigung mit Wasser und lege sie dann in die Desinfektions- und Aufbewahrungslösung – also auch nicht direkt vom Wasserhahn auf die Glubscher. Zum Spülen nach der Reinigung wird generell Aufbewahrungslösung oder sterile Kochsalzlösung aus der Apotheke empfohlen.

Diese werde ich auf jeden Fall bei Auslandsreisen im Gepäck haben. Vor dem Einsetzen oder Herausnehmen der Linsen ist gründliches Händewaschen absolute Pflicht – nicht nur kurz nass machen und abtrocknen!

Aber auch ohne Infektionen können harte wie weiche Kontaktlinsen die Hornhaut reizen. Besonders wenn diese nicht optimal angepasst sind, weil einfach mal, welche in der Drogerie oder im Internet gekauft wurden oder die Reinigung falsch oder nachlässig erfolgte. Linsensauger (Minipümpel) erfordern einen sehr vorsichtigen Umgang, wird damit zu viel Druck auf die Linse und damit die Hornhaut ausgeübt kann diese ebenfalls gereizt antworten. Vor allem harte Linsen lassen sich viel besser ohne dieses Ding raus nehmen, dazu später mehr.

Verrutscht oder Verloren – Bei weichen Linsen passiert das kaum. Bei den kleinen Harten kann es schon mal passieren, dass sie irgendwo auf der Lederhaut rumstromern. Weil sie keine Lust auf ihre zugewiesene Position über der Iris haben – Ruhe bewahren oder beruhigen, erst dann macht es Sinn sie aufzuspüren und sie zurück zu schubsen. Richtig raus fallen passiert extrem selten. Dem Partner die Dinger vorher schon mal zeigen, damit er/sie weiß wonach er/sie suchen muss. Und keiner sollte mit möglichst mit keinem Körperteil (Siemens Lufthaken oder wie Tom Cruise in Mission impossible) den Boden (auf dem sie liegen könnte) berühren. Dann sofort reinigen und mindestens sechs Stunden in eine desinfizierende Aufbewahrungslösung. Solange man mit ihrer Handhabung noch nicht so sicher und geübt ist, erst gründlich die Hände waschen und dann ein großes (sauberes) Tuch in das Waschbecken legen. Falls sie dann beim Herausnehmen ins Becken fallen sollte, kann sie weder mit den Baktierchen im Sanitärporzellan in Kontakt kommen noch klammheimlich im Ablauf verschwinden.

Für den Abfluss gibt es passende Schutzgitter aber diese schützen nur vor dem Verschwinden und nicht vor lauernden Krankheitserregern.

Eine Brille brauchst du trotzdem, denn auch bei Verlust der (oder einer) Kontaktlinse(n), bei Krankheit (Erkältung, Heuschnupfen, Augenentzündung etc.) willst du ja noch scharf sehen können. Weiche Linsen kann man maximal 8 bis 10 Stunden am Stück tragen, formstabile Linsen auch mal bis zu 16 Stunden. Ich könnt' auch nicht frühmorgens aus dem Bett kriechen und dann gleich die Kontaktlinsen einsetzen. Bei längeren Bahn- oder Flugreisen setze ich lieber die Brille auf, denn die Luft in diesen Massentransportmitteln ist oft sehr trocken und man kann dann auch mal eine Stunde die Guckerle für ein Nickerchen schließen.

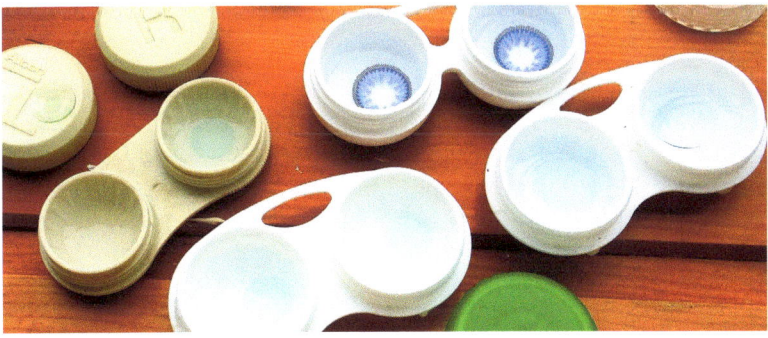

Mit Kontaktlinsen sollte man möglichst nicht schlafen, dabei verrutschen sie gerne oder saugen sich richtig am Auge fest. Zudem wird bei längerer Zeit mit geschlossenen Augen nicht ausreichend Tränenflüssigkeit gebildet und das Auge kommt in einen Bereich der Mangelversorgung mit Sauerstoff und Nährstoffen, was auf Dauer sehr ungünstig ist.

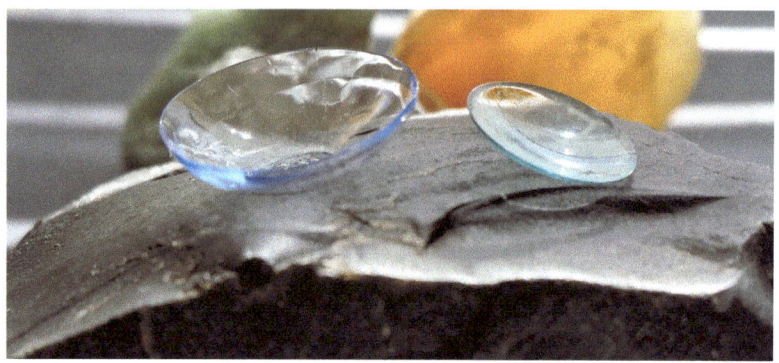

Foto: links weiche 14,4 und rechts formstabile 8,8 mm Kontaktlinsen Ø

Kontaktlinsenarten

Wie schon angedeutet gibt es weiche und harte Kontaktlinsen. Je nach anatomischen Gegebenheiten, individueller Verträglichkeit und persönlichen Anforderungen ist die eine oder die andere, die für dich beste Lösung. Der allererste Schritt muss auf jeden Fall ein Besuch beim Augenarzt sein. Nur dieser vermag die genaue Art der Fehlsichtigkeit festzustellen und ob diese mit Haftschalen überhaupt korrigiert werden kann oder ob es Gründe gibt, die dagegen sprechen. So ist möglicherweise die Zusammensetzung des Tränenfilms für das Tragen von Linsen ungeeignet. Wer mit Kontaktlinsen noch überhaupt keine Erfahrung hat, sollte meiner Meinung nach mit weichen Monatslinsen beginnen.

Auch wenn diese den Sehfehler vielleicht nicht optimal ausgleichen können, dazu gleich mehr. Geradezu fatal kann es enden, wenn man einfach im Drogeriemarkt oder Internet sich Linsen kauft. Sowohl bei der Form des Augapfels und der Hornhaut gibt es erhebliche individuelle Unterschiede, die bei der Linsenauswahl berücksichtigt werden müssen.

Passen diese schlecht ist die Sauerstoff- und Nährstoffzufuhr der Hornhaut und der darunter liegenden Schichten mangelhaft, kann das schwere irreparable Schäden des Auges verursachen.

Massenware aus dem Drogeriemarkt kann nach Rücksprache und Kontrolle durch den Augenarzt mit gewissen Einschränkungen verwendet werden. Möchtest du die Linsen länger als 10 Stunden täglich tragen, rate ich (und jeder Augenarzt und Optiker) zu harten (formstabilen) Kontaktlinsen. Willst du das Thema zunächst ohne große Kosten antesten, kannst du gerne mit weichen Linsen starten. Viele Optiker und Internetshops bieten kostenlose oder zumindest günstigere Probelinsen an. Bei einigen Optikern ist es oft so, dass die Kosten der anfänglichen Probierlinsen später beim Kauf der eigentlichen Kontaktlinsen verrechnet werden. Die Anpassung von formstabilen Kontaktlinsen ist ein klein wenig aufwändiger und wird dafür letzten Endes auch mit einem besseren Ergebnis belohnt. Auch da gibt es Anfangs ein oder mehrere Paare Probelinsen, natürlich ohne zusätzliche Kosten für dich.

Kostenfaktor: Die gesetzlichen Krankenkassen zahlen Sehhilfen, egal ob Brille oder Kontaktlinsen, nur in sehr wenigen Ausnahmefällen. Beispielsweise ab 8 Dioptrien und bei bestimmten sehr schwerwiegenden Sehfehlern. Bei Jugendlichen bis 18 Jahren werden die Kosten für Brillen oder Linsen meist ohne Probleme übernommen.

Bei vielen privaten Krankenversicherung wird oft nur ein Zuschuss von 100 bis 200 Euro gezahlt, es sei denn man hat den meist auch recht teuren Rundum-sorglos-Luxus-Tarif, in den Tarifbedingungen nachsehen oder bei der Kasse nachfragen schafft hier Klarheit.

Sowohl für privat als auch gesetzlich Versicherte gibt es Zusatzversicherungen. Ich hab da mal versucht durchzusteigen und hab's jetzt auf Eis gelegt und mich mit meinem Optiker auf Ratenzahlung geeinigt, das schlägt dann auch nicht gleich so fies in das Budget ein. Es gibt derart viele Tarifmodelle, Bedingungen, Einschränkungen, Wartezeiten und Höchstgrenzen, dass man viel Zeit und ein Supergeniehirn braucht, um da eine Versicherung und Tarif zu finden, der einigermaßen gut ist. Bei manchen Tarifen werden auch Zuschüsse für Hörgeräte und Vorsorgeuntersuchungen gewährt. Das lohnt sich dann für manch einen schon, besonders wenn man total-voll-krass alt ist, heißt eher was für die über 40-jährigen. Die meisten Jüngeren werden kein Hörgerät brauchen und auch kostenpflichtige Vorsorgeuntersuchungen (sogenannte IGeL-Leistungen) sind da überflüssig.

Viele aber nicht alle Kontaktlinsen bieten einen (minimalen) UV-Schutz, dies sollte jedoch für die Auswahl kein entscheidendes Merkmal sein, da dieser Effekt wirklich sehr gering ist.

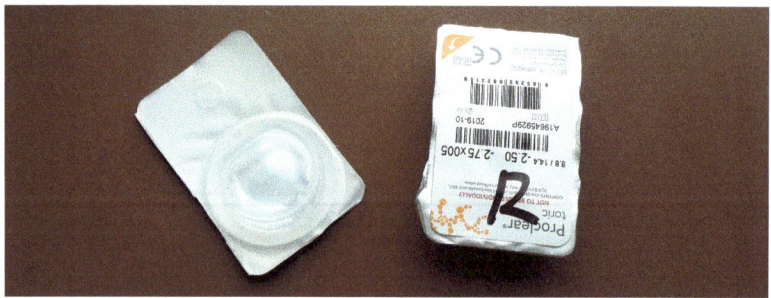

Blisterpackung mit weichen Kontaktlinsen

Spärisch/torisch

Spärische Kontaktlinsen haben eine gleichmäßige halbkugelige Form, die nur Kurz- oder Weitsichtigkeit korrigiert. Torische Linsen kann man sich wie unregelmäßig wie die Oberfläche einer Kartoffel vorstellen, mit diesen lassen sich auch Hornhautverkrümmungen ausgleichen. Astigmatismus wird die Verformung der Hornhaut gleichfalls genannt. Man kann sich das wie einen Vergleich mit einer exakt geschliffenen Lupe und einem unregelmäßigen Glasstein vorstellen. Lichtstrahlen, die durch eine Lupe fallen werden gleichmäßig auf einen Punkt ausgerichtet – fokussiert.

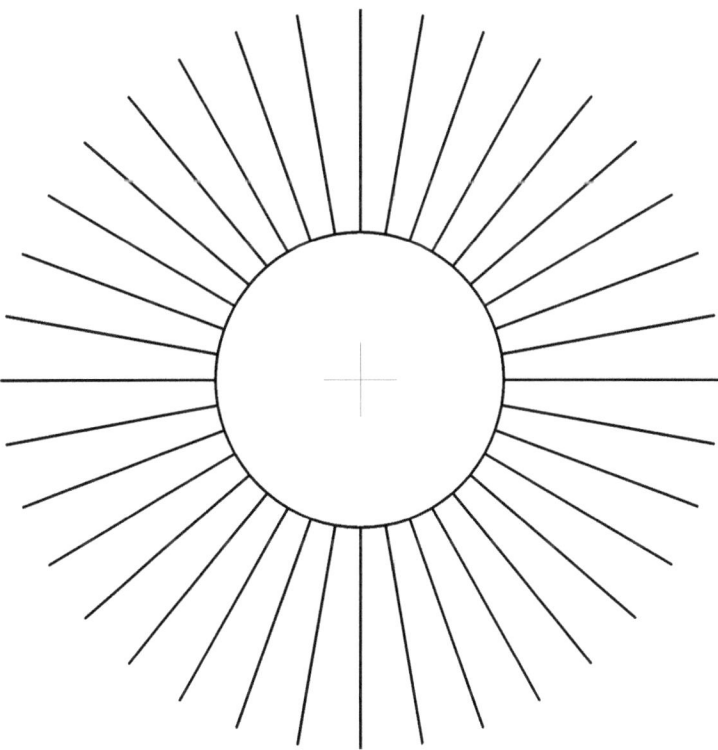

Grafik: Wikipedia/Bautsch CC0.

Bei einem Glasstein gibt es keinen definierten Brennpunkt, sondern mehrere Bereiche, in denen sich das Licht mal stärker und mal schwächer konzentriert. Torische Linsen müssen deshalb sehr genau an die vorhandene Hornhautverkrümmung angepasst werden, um die Unregelmäßigkeiten zu auszugleichen.

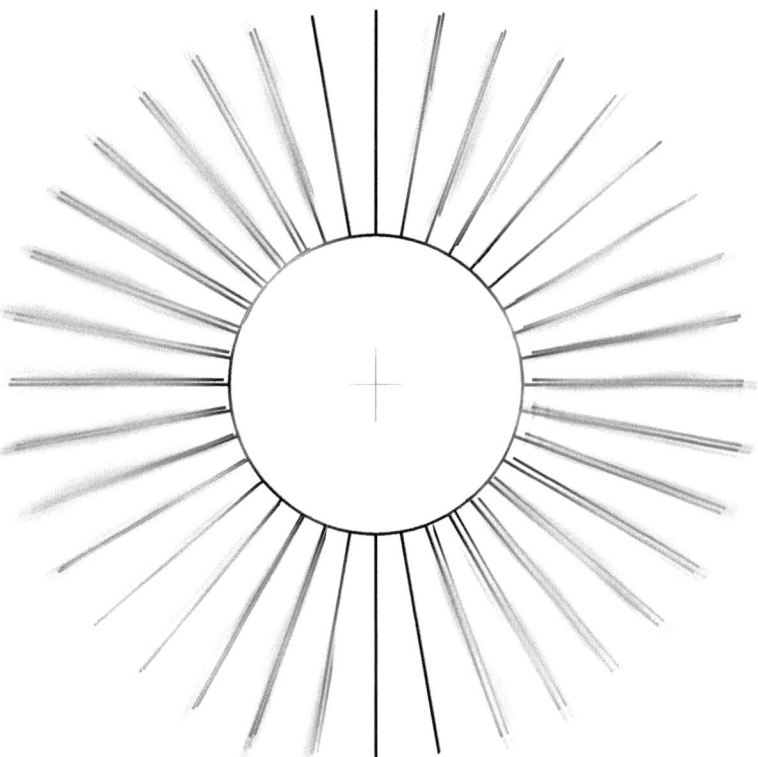

So in etwa sehe ich das Sonnenrad ohne Brille/Linsen.

Eine Hornhautverkrümmung ist meist angeboren und geschätzte 20 bis 50% aller Menschen sind davon betroffen. Bei weniger als +- 1 Dioptrin fällt es den Betroffenen oft nicht auf und muss auch nicht korrigiert werden. Astigmatismus ist keine Krankheit im eigentlichen Sinne, sondern nur ein Brechungsfehler des Auges. Häufig sind auch nicht beide Augen gleich stark betroffen. So merke ich auch sofort, wenn ich meine Kontaktlinsen mal vertauscht habe.

Das Astigmatismus-Sonnenrad kann dir einen Anhaltspunkt geben, ob du eine Hornhautverkrümmung hast. Sind alle Strahlen dieser Sonne vom Zentrum bis zum Rand gleich scharf, ist alles in Ordnung. Werden in einigen Bereichen die Strahlen unscharf oder gar doppelt ist deine Hornhaut verkrümmt, in diesem Fall ist es an der Zeit einen Augenarzt aufzusuchen.

Bei Kurz-, Weit- oder Alterssichtigkeit ist die Hornhaut zwar normal geformt aber durch Brechungsfehler der Augenlinse wird kein scharfes Bild auf der Netzhaut erzeugt. Das kann man wieder gut mit unserer Lupe vergleichen. Die Lichtstrahlen werden durch die Lupe auf einen Punkt gerichtet, in einer bestimmten Entfernung zur Oberfläche ist dieser Lichtpunkt am kleinsten. Bewegt man nun die Lupe etwas vor oder zurück wird dieser Focuspunkt größer oder kleiner. Der Brennpunkt liegt dann etwas vor oder hinter der Oberfläche. Unsere Augenlinsen werden durch Muskeln verformt, so dass dieser Brennpunkt im Idealfall auf der Netzhaut ist. Mit zunehmendem Alter werden die Muskeln und Augenlinsen aber unbeweglicher und können das Bild nicht mehr scharf stellen. Manch einem reicht schon eine Lesehilfe aus der Drogerie, die das Bild einfach nur etwas vergrößert. Ein anderer braucht eine Gleitsichtbrille mit Zonen für scharfes Sehen in der Ferne und im Nahen oder multifokale Kontaktlinsen.

Oft geschieht das aber nicht mit beiden Augen gleich stark, sondern ein Auge schwächelt mehr als das andere, dann brauchst du bei Brillen unterschiedliche Gläser und natürlich auch für das rechte und das linke Auge verschiedenartige Kontaktlinsen. Wie unterschiedlich die Sehkraft der Augen ist, kann jedoch nur ein Augenarzt oder Optiker feststellen.

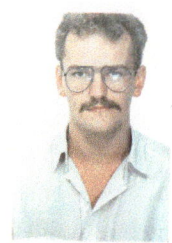 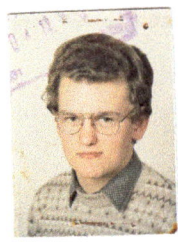 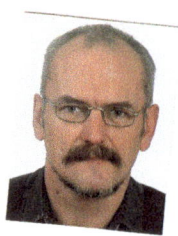 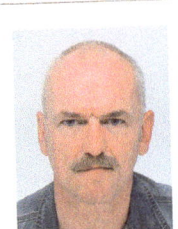

Meine größtenteils bebrillte Vergangenheit

Handhabung

Bei Tages-oder Wochenlinsen ist eine besondere Reinigung meist nicht nötig. Bei Monatslinsen wird eine wöchentliche Reinigung mit Proteinentfernern empfohlen. Wer Monatslinsen nach zwei Wochen als unangenehm empfindet, sollte sie öfter reinigen. Die manuelle Reinigung von weichen Linsen ist eine heikle Angelegenheit, denn für ein gutes Reinigungsergebnis sollten sie doch mit einigem Druck mechanisch bearbeitet werden. Als Hilfsmittel gibt es dafür extra Reinigungslösungen oder All-in-one-Lösungen, die zur Aufbewahrung und (mechanischen) Reinigung dienen. Da aber die Gefahr bei diesen weichen Linsen, durch zu viel Druck oder Quetschen, groß ist diese zu beschädigen, rate ich eher zu speziellen Lösungen (Proteinentfernungstabletten + Aufbewahrungslösung oder Zweikomponenten-Lösungen), die keine Bearbeitung mit den Fingern erfordern.

Bei weichen Linsen ist auch die Gefahr recht groß, dass sie gequetscht werden, wenn man sie aus dem Auge nimmt. Insbesondere dann wenn die Augen mal etwas trockener sind und/oder die Linsen sich richtig festgesaugt haben. Wenn diese am Rand nur ein ganz klein wenig Einreißen bemerkt man das oft gar nicht.

Wenn man sie am nächsten Tag wieder einsetzt, sieht man das eventuell auch noch nicht, mit der Zeit wird dieser Riss immer größer, die Bewegung der Lider oder mal die Augen reiben, weils vielleicht schon etwas kratzt, fördern das und die Linse zerreißt. Diese muss dann sofort entfernt werden, glücklich ist wer dann eine Brille oder Ersatzlinsen dabei hat – alle anderen gucken blöd aus der Wäsche. Das war auch einer der Gründe, weshalb ich wieder zu formstabilen Linsen gewechselt bin.

Vor dem Rausnehmen der Linsen ein paarmal kräftig gähnen, um den Tränenfluss anzuregen oder geeignete Augentropfen verwenden. Das kann man natürlich auch tun, wenn die Augen zwischendurch etwas trocken sind, kräftig gähnen und ein paarmal blinzeln reicht mir dann meistens aus.

Weiche Linsen sind ein wenig toleranter, was Fremdkörper im Auge betrifft. Ob eine ausgefallene Wimper, Fussel oder Staub, solange es nicht unter die Linse Gerät wird dieser Störenfried meistens recht schnell von der Tränenflüssigkeit ausgespült. Aber nicht am Auge reiben, das kann den Fremdkörper erst recht unter die Linse treiben oder die Hornhaut reizen. Ist nach ein paarmal blinzeln die Sache nicht bereinigt, hilft nur das heraus nehmen der Linsen und spülen mit Aufbewahrungslösung oder steriler Kochsalzlösung. Geht das alles nicht, weiche Linsen niemals mit Leitungswasser spülen, abgekochtes (und abgekühltes Wasser) oder Spucke (kurz ablutschen) nur im allerdringensten Notfall. Dann aber auch möglichst bald die notwendige Zeit in die Desinfektionslösung geben einige Linsentypen lassen sich auch durch Kochen in Wasser sterilisieren – vorher die Beschreibung lesen oder den Optiker fragen. Bei Arbeiten die viel Dreck und Staub aufwirbeln rechtzeitig eine gut sitzende Schutzbrille aufsetzen.

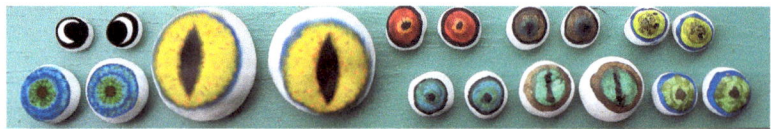

Sauerstoffdurchlässigkeit

Die Sauerstoffdurchlässigkeit von Kontaktlinsen wird mit dem DK- beziehungsweise mit dem DK/t-Wert angegeben, je größer dieser Wert ist, umso höher ist die Sauerstoffdurchlässigkeit. Der DK-Wert ist allerdings eine reine Nenngröße und sagt kaum etwas über die Eigenschaften der Linse aus. So als würde man sagen, dieses Auto fährt 150 Kilometer, da weiß man noch nicht ob es nach 150 km einfach auseinanderfällt, oder diese 150 km in 3 oder in 1½ Stunden fährt. Der DK/t Wert ist sozusagen das km/h für die Gasdurchlässigkeit in Relation zur Materialdicke der Linse. Wie dick die Linse ist (sein muss, um den Sehfehler zu korrigieren) hängt davon ab ob Weit- oder Kurzsichtigkeit (plus oder minus Dioptrien) und andere anatomische Gegebenheiten zu berücksichtigen sind.

Bei Hydrogellinsen bedeutet ein höherer Wasseranteil einen höheren DK-Wert und bei Silikonhydrogellinsen ist das vom Silikonanteil abhängig. Nun dann könnte man meinen machen wir diesen DK/t-Wert einfach so hoch wie möglich oder ich nehme die mit dem höchsten Wert. Leider ist das nicht ganz so einfach, ist dieser Wert höher wird das oft mit einem höheren Wassergehalt des Linsenmaterials erkauft. Wasser hat die dumme Angewohnheit zu verdunsten, das tut es leider auch bei der Linse auf der Hornhaut. Dieses Wasser muss aber durch die Tränenflüssigkeit ersetzt werden, ist deren Zusammensetzung ungünstig und der Nachschub nicht flott genug treten Probleme auf. Eine langsam austrocknende Linse kann die Hornhaut nicht mehr ausreichend mit O_2 versorgen, gereizte brennende Augen, eine Anschwellung der Hornhaut oder langfristig das Einwachsen von Blutadern und die damit verbundene Trübung der Sicht sind mögliche Folgen. Noch ein Grund nicht einfach die billigsten Linsen im Supermarkt oder Internet zu kaufen.

Wo man weder die Materialqualität, Hygienestandards und Eigenschaften dieses sensiblen Produktes kennt oder beurteilen kann. Nur ein Augenarzt oder geprüfter Optiker kann das für deine Augen beste Produkt auswählen und in einer geprüften Qualität liefern.

Mit weichen Kontaktlinsen ist man theoretisch etwas flexibler in der Auswahl der Sehhilfe – Brille oder Linse. Möchte man sie nur einmal wöchentlich zum Sport, für den gelegentlichen Discobesuch oder für einen Sporturlaub tragen kommt man im Allgemeinen mit weichen Tages-, Wochen- oder Monatslinsen besser und schneller zurecht. Aber wer sich einmal an die Bequemlichkeit und Vorteile von den Dingern gewöhnt hat, will sie eigentlich jeden Tag und mehr als nur für ein paar wenige Stunden tragen. Für die Augengesundheit sehr wichtig ist die Einhaltung der maximalen täglichen Tragedauer. Diese hängt nicht nur vom Linsentyp (in der Beschreibung nachzulesen) ab, sondern auch von individuellen Parametern, da auf die Ratschläge des Arztes oder Optikers hören. Die meisten lassen sich 10 bis 12 Stunden tragen, im Einzelfall und bei geeigneten Linsen können diese auch bis zu 14 Stunden oder länger getragen werden.

Die größere Oberfläche, die schlechtere Umspülung mit Tränenflüssigkeit und der Wassergehalt selbst macht diesen Linsentyp anfälliger für die Besiedelung mit Keimen. Penibelste persönliche Hygiene und Reinigung/Desinfektion der Linsen, halbjährliche Kontrollbesuche beim Augenarzt oder Optiker, regelmäßiger Austausch und Einhaltung der maximalen Tragedauer sind hier für die Gesunderhaltung der Augen und dem Erhalt des Sehvermögens undiskutabel wichtig. Hatte ich schon erwähnt, dass 90% aller Hornhautentzündungen von weichen Kontaktlinsen verursacht werden?

Einsetzen/heraus nehmen

Nach dem Waschen der Hände mit der Kuppe des Zeigefingers die Linse aufnehmen. Wenn sie richtig im Behälter liegt, saugt sie sich gewöhnlich am Finger fest, wenn man die Fingerkuppe in die Vertiefung hält und man kann sie heraus heben, dann platziert man sie mit der Wölbung nach unten auf der anderen Zeigefingerkuppe. Wenn zu viel Lösung an der Linse haftet, kommt sie manchmal ins "schwimmen", dann die Linse mit der anderen Hand am Rand vorsichtig festhalten und den Finger am Handtuch trocknen. Liegt sie falsch rum im Becher, diese mit dem Zeigefinger am Becherrand hochschieben und mit den Kuppen des Daumens und Zeigefingers fassen und auf die Fingerkuppe legen.

Bei der Gelegenheit gleich prüfen, ob die Linse beschädigt ist oder sich vielleicht umgestülpt hat. Hat die Linse keine gleichmäßige halbkugelige Form, sondern wirkt eher flach, hat sie sich wahrscheinlich umgestülpt, was manchmal beim Herausnehmen und Reinigen passiert. An den Rändern vorsichtig festhalten und auf die Wölbung drücken, so springt sie schnell in die richtige Form zurück. Manche Linsen haben auch Zeichen aufgedruckt/eingeprägt, an denen man erkennen kann, ob sie "richtig herum" sind. Mit dem Mittelfinger das untere Augenlid ein wenig nach unten ziehen und die Linse direkt auf die Hornhaut "drücken". Nach ein paarmal blinzeln sollte sie sich richtig hingedreht haben und die Sicht klar und scharf sein. Am einfachsten gelingt das mit einem (nicht zu kleinen) Spiegel, der flach oder leicht geneigt vor dir liegt. Kosmetikspiegel mit biegsamen Schwanenhals oder Drahtbügeln finde ich am praktischsten. An der Wand montierte vertikale Spiegel empfinde ich als ungünstig, da dabei die Linse leicht vom Finger rutscht.

Sind beide Linsen auf den Augen, die Lösung im Behälter gleich wegschütten – möglichst mit etwas Schwung, um keine Reste im Behälter zu belassen. Dieser muss dann trocknen können, also nicht mit den Deckeln verschließen. Mit irgendetwas austrocknen ist keine gute Idee, es können dadurch Keime und Fussel eingebracht werden.

Zum heraus nehmen, mit einem Finger das untere Lid ein wenig runter ziehen, die Augen so weit wie möglich öffnen und mit den Fingerkuppen des Daumens und Zeigefingers der anderen Hand rechts und links am Rand der Linse ansetzten und diese sanft zusammen schieben bis sie sich von der Hornhaut löst. Sich in das Auge zu fassen, mag für manchen eine Horrorvorstellung sein, doch daran gewöhnt man sich sehr schnell. Die ersten Male mag es noch als etwas unangenehm empfunden werden, doch bald spürt man das gar nicht mehr. Ersatzweise kann man sie auch mit einem Linsensauger vom Auge holen, doch auch bei diesen ist ein gewisses Fingerspitzengefühl angeraten. Bei Bedarf die Linsen vorsichtig reinigen, dazu die Anweisungen der Linsen und des verwendeten Reinigungssystems lesen. Ich gebe meistens schon vor dem Herausnehmen ein paar Tropfen Lösung in den Behälter, dann die (gereinigten) Linsen, dann ein paar Tropfen oben drauf und die Deckel drauf schrauben. Mit ein wenig Übung wirst du beim herausnehmen bald keinen Spiegel mehr benötigen.

Reinigungssysteme

Die Ablagerung von Eiweißen beginnt sofort nach dem Einsetzen der Linsen und mit zunehmender Tragedauer verhärten diese zu einer kaum noch entfernbaren Schicht. Diese Schicht aus sich zersetzenden Eiweißstoffen ist ein guter Nährboden für Bakterien und Pilze. Aber auch Fette (Lipide) finden auf den Kunststoffschalen guten halt, körpereigene wie auch die aus Kosmetika. **Linsen zuerst**, heißt es deshalb, erst die Linsen einsetzen und dann schminken oder cremen. Abends genauso, bevor das Make Up entfernt und die Nachtcreme aufgetragen wird. Auch beim Cremen und Schminken sollte darauf geachtet werden, dass diese fetthaltigen Produkte nicht zu dicht an der Lidkante aufgetragen werden.

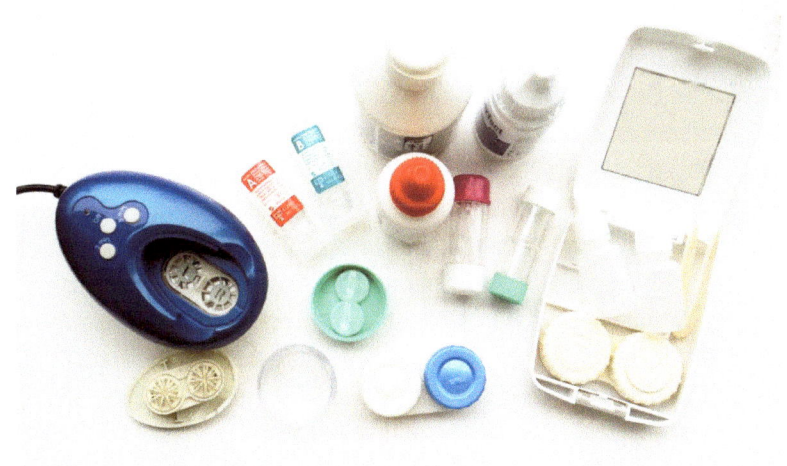

Für weiche und formstabile Kontaktlinsen gibt es unterschiedliche Reinigungssysteme, die nicht austausch- oder kombinierbar sind. Die jeweiligen Möglichkeiten stelle ich beim entsprechenden Linsentyp vor. Wegen unterschiedlicher Eigenschaften und Materialzusammensetzungen benötigt jedes Linsensystem seinen eigenen Reiniger beziehungsweise Aufbewahrungslösung. Allen gemeinsam ist, dass sie nach Anbruch des Fläschchens innerhalb von 3 Monaten verbraucht oder danach erneuert werden (sollten). Die Gründe hierfür liegen in der, nach Ablauf dieser Zeit, nicht mehr gewährleisteten Keimfreiheit und dem natürlichen Zerfall der Inhaltsstoffe. Die Außenflächen der Fläschchen sollten einmal im Monat mit Wasser und Seife gereinigt werden – Deckel dabei dicht geschlossen halten. Die Tropföffnungen dürfen aus hygienischen Gründen nicht berührt oder mit irgendetwas in Kontakt gebracht werden.

Die gebrauchte Lösung in den Aufbewahrungsbehältern mit etwas Schwung in das Waschbecken ausgießen und dann die Behälter an der Luft trocknen lassen. Sollte etwas in diesen zurückgeblieben sein, Fussel, Wimpern oder dergleichen, die Behälter mit Aufbewahrungslösung oder steriler Kochsalzlösung ausspülen, vom Reinigen mit Wasser wird abgeraten. Allgemein wird die Empfehlung ausgesprochen, die Behälter monatlich zu ersetzen, im Einzelhandel kosten die Teile immerhin 2 bis 3 Euro. Wer größere Mengen Reiniger bestellt, bekommt oft auch Behälter dazu, das sollte man dann auch nutzen und die alten ersetzen.

Trotz sorgfältiger Reinigung und Anpassung durch einen Fachmann hast du mit den Linsen oft ein unangenehmes Gefühl im Auge? Das muss nicht an den Linsen liegen, es ist sehr wahrscheinlich, dass du einen der Inhaltsstoffe der Aufbewahrungslösung nicht verträgst. Versuche es doch mal mit einem anderen System. Viele Mittel enthalten Konservierungsstoffe oder andere Zusätze, die nicht von allen Menschen gleich gut vertragen werden.bitte beachte, dass die Reinigungs- und Aufbewahrungslösungen nach dem Anbruch meist nur 60 bis 90 Tage verwendbar sind und zwischen 5 und 25°C gelagert werden müssen. Da macht es Sinn kleinere Gebinde zu kaufen und nicht die 1 Liter Sparpackung.

Egal ob im Winter (Frostgefahr) oder im Sommer (in einem in der Sonne geparktem Auto werden leicht 40°C überschritten), die Lösungen sollten deshalb nicht im Wagen gelassen werden. Für längere Autofahrten (ohne Klimaanlage) im Sommer, die Lösungen deshalb besser in einer kleinen Kühltasche mit Kühlakkus und bei Minusgraden im Winter diese in der Innentasche der Jacke mitnehmen. Für einen längeren Urlaub in heißen Gegenden ist das eher unpraktisch, da gibt es Lösungen die auch bei höheren Temperaturen stabil bleiben, frage deinen Optiker oder Apotheker danach.

Wer meint sich die gründliche Reinigung der Kontaktlinsen sparen zu können bezahlt das eher früher als später mit einer verkürzten Nutzungsdauer der Linsen, Einbußen was den Tragekomfort angeht und möglicherweise sogar mit Entzündungen, Infektionen und Hornhautreizungen.

Ultraschallreiniger

In den 1960er Jahren begann der langsame Aufstieg der Ultraschallreiniger. Neben industriellen Anwendungen kamen auch bald die ersten haushaltstauglichen Geräte, die zum Reinigen von Brillen, Schmuck, Zahnprothesen und vielem anderem verwendet wurden. Seit ein paar Jahren gibt es auch spezielle Geräte für Kontaktlinsen, die aber selbst Optikern meist unbekannt sind. Ultraschall (hochfrequente Schwingungen) verursacht in Flüssigkeiten Schwingungen, die kleine Blasen erzeugen. Diese treffen auf (feste/dichte) Oberflächen und lösen dort Verschmutzungen ab. Benötigt wird nur noch eine All-in-one-Lösung für den jeweiligen Linsentyp.

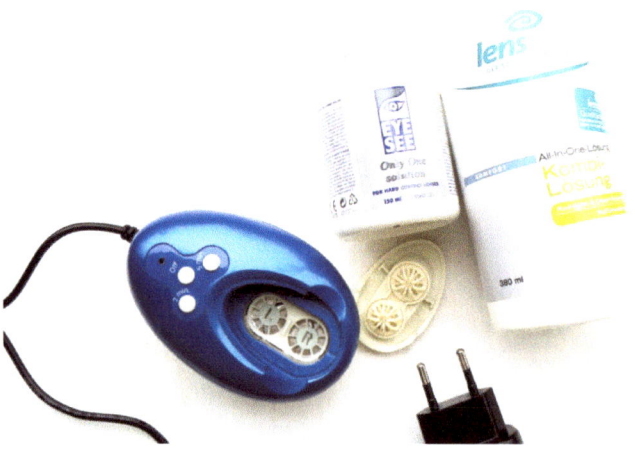

Nach dem Herausnehmen aus dem Auge rubbel ich die Linse ein paar Sekunden mit der Lösung und gebe sie dann in den Behälter. Dieser wird dann mit Lösung aufgefüllt, bis die Linsen bedeckt sind und der Deckel aufgelegt. Meist starte ich das 2-Minutenprogramm für die tägliche Reinigung oder einmal in der Woche das 5-Minutenprogramm für die Intensivreinigung.

Chemische Intensivreiniger verwende ich nur noch alle paar Wochen. Da es große individuelle Unterschiede bei der Bildung von Ablagerungen gibt, solltest du in den ersten Monaten dieses engmaschig von deinem Optiker überwachen lassen. Möglicherweise musst du alle zwei, drei oder nur alle vier Wochen eine enzymatische Reinigung deiner Linsen durchführen.

Die Geräte kosten zwischen 35 und 90 Euro, so dauert es doch einige Zeit bis man das investierte Geld wieder eingespart hat. Mittlerweile war ich mehrmals beim Optiker um die Linsen überprüfen zu lassen, dieser konnte auch nach mehreren Monaten keine Ablagerungen feststellen. Um nicht sinnlos Strom zu verbrauchen, ziehe ich nach beendeter Reinigung den Stecker. Nach dem Einsetzen der Linsen das Gerät mit warmen Wasser oder All-in-one-Lösung reinigen und trocknen lassen.

Nachbenetzungslösung

Hat jetzt nicht so direkt was mit der Reinigung der Linsen zu tun, hilft aber für ein angenehmeres Tragegefühl und verringert ein wenig die Bildung von Ablagerungen. Weil's einfacher ist, sag ich glatt nur Augentropfen. Bei den Literpreisen (40 bis 200) kann einem zwar schwindelig werden aber man braucht ja auch immer nur zwei Tropfen, einer in jedes Auge. Angeboten werde sie in 10 oder 15 ml Fläschchen oder in 0,3 - 0,4 ml Einwegampullen im 10er oder 20er Pack. Für die Verträglichkeit und langfristige Augengesundheit ist wichtig, dass die Tropfen ohne Konservierungsstoffe und Phosphate sind.

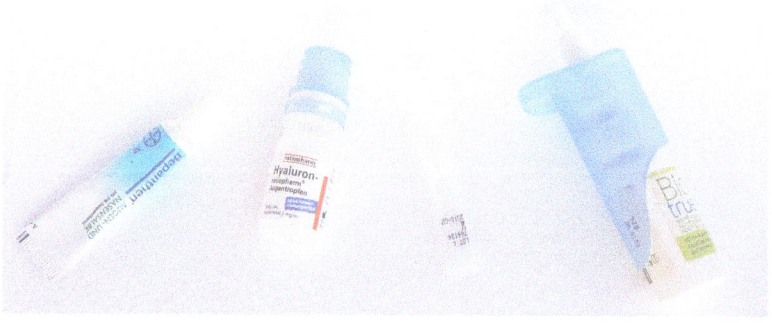

Konservierungsstoffe können den Tränenfilm stören und werden von einigen Menschen auch nicht gut vertragen. Phosphate neigen zu Kristallbildung auf der Hornhaut und können diese reizen. Damit sind viele der billigen Augentropfen schon aus dem Spiel, alternativ könntest du auch mit steriler isotonischer Kochsalzlösung (Apotheke oder Drogeriemärkte) die Augen feucht und die Kontaktlinsen damit beweglich halten. Je besser der Tränenfilm und je beweglicher die Linsen sind, umso besser steht es um die Nährstoffversorgung des Auges und dem Abtransport von unerwünschten Stoffen.

Herzhaftes Gähnen drückt auf die Tränendrüsen, das sollte man vor dem Einsetzen der Linsen und auch zwischendurch machen. Alternativ können Frauen auch ein trauriges Gedicht lesen und Männer in die Fußballtabelle sehen, besonders wirksam bei HSV-Fans. Wer sich für das Gähnen entscheidet, sollte den Partner und Familienmitglieder über diesen Zusammenhang informieren, das hilft Missverständnisse zu vermeiden.

Viele Jahre war ich der Meinung, das Zeug brauche ich nicht, bis mich mein Optiker mit einer kostenlosen Probe geködert hat. Nach einigen Stunden werden die Augen doch mal etwas trockener, besonders nach einem Tag am PC oder bei trockener Raumluft, jetzt möchte ich sie nicht mehr missen. Die etwas höherpreisigen haben einen speziellen Pumpmechanismus, der verhindert, dass Mikroorganismen in die Lösung gelangen, so kann auf Konservierungsmittel verzichtet werden. Alternativ gibt es diese kleinen Einmalpipetten, ebenfalls ohne konservierende Zusätzen. Da man eigentlich für jede Anwendung eine neue öffnen soll, wird hier relativ viel unbenutzt weggeworfen und ein entsprechender Müllberg produziert.

Die etwas teureren Tropfen enthalten fast alle Hyaluronsäure. Säure – im Auge, das hört sich erstmal ungut an aber keine Angst. Hyaluronan kommt auch natürlich in unserem Körper vor, manche lassen damit auch gerne ein paar Falten verschwinden, indem es darunter gespritzt wird. Der Glaskörper in unseren Augen besteht zu 2% aus Hyaluronsäure und 98% Wasser, in Form gehalten wird das ganze von einem Netz aus Kollagenfasern. Daran sieht man sehr gut, dass Hyaluronan unglaublich viel Wasser binden kann, zudem verbessert es die Benetzbarkeit der Kontaktlinsen, egal ob weiche oder harte.

Bei den billigeren Tropfen ohne Hyaluron kann man praktisch jede Stunde in die Augen tröpfeln, mit HA hält der Effekt über mehrere Stunden an. Meistens mache ich auch schon beim Einsetzen der Linsen je einen Tropfen davon in die Linsen, gewöhnlich habe ich dann bis spät nachmittags oder den frühen Abend Ruhe, dann nochmal zwei Tröpfchen und klare Sicht bis zum Zubettgehen.

Besonders bei weichen Linsen, die nach einem langen Tag fast am Auge festgeklebt sind, erleichtern Augentropfen das heraus nehmen, manche Kombilösungen sind dafür auch geeignet, da allerdings die Beschreibung vorher genau durchlesen.

Weiche Kontaktlinsen

Wie der Name schon andeutet, sind diese aus einem weichen sehr flexiblen Material und haben einen Durchmesser bis zu 16 mm. Meist ist das Hydrogel oder Silikonhydrogel mit einem mehr oder weniger hohen Wassergehalt und Sauerstoffdurchlässigkeit. Wegen des Wasseranteils der Linse selbst dürfen diese niemals austrocknen. Entweder müssen sie im Auge durch die Tränenflüssigkeit oder die Aufbewahrungslösung feucht gehalten werden. Weiche Linsen als Einstiegsdroge deshalb, weil man sich schneller an diese gewöhnt, da das Fremdkörpergefühl während der ersten Tage/Wochen im Auge nicht so unangenehm ist. Wer sich aber einmal an harte Linsen gewöhnt hat wird die weichen nie wieder wollen. Gerade bei Tages-, Wochen oder Monatslinsen hat man nicht gleich mehrere hundert Euro versenkt, wenn doch mal was schief geht. Sie bei der Handhabung im Bad doch mal im Ausguss verschwunden ist oder sonst wo verloren wurde.

Nicht jeder kommt mit der Handhabung und dem Tragen der Haftschalen klar. Dann ist es weniger "schmerzhaft", wenn man nur 30 - 60 Euro für eine Packung Probelinsen oder Wochen-/Monatslinsen bezahlt hat als mehrere hundert für Zwei-Jahres-Linsen.

Weiche Linsen gibt es in sphärischer (für Kurz- oder Weitsichtigkeit), monofokaler und multifokaler (für Alterssichtigkeit, oder wie der Fachmann dies gerne gestelzt betont: Presbyopie) und torischer (für Hornhautverkrümmung, ebenfalls mono- und multifokal) Ausführung. Mit diesem doch sehr weichem Linsentyp lassen sich etwas stärkere Krümmungen der Hornhäute jedoch nur bedingt ausgleichen, da sich diese durch ihre Weichheit sehr stark an die verkrümmte Oberfläche der Cornea anschmiegen.

Durch den größeren Durchmesser und das anpassungsfähigere Material sitzen weiche Linsen etwas sicherer auf dem Auge, die Gefahr, dass sie raus fallen können ist zwar gegeben aber sehr gering. Größere Flüssigkeitsmengen sind für beide Linsentypen eine gefährliche Angelegenheit. Egal ob beim Duschen, Baden, schwimmen gehen oder wer nah am Wasser gebaut ist, sobald mehr als die normale Menge Tränenflüssigkeit im Auge ist halten sie kaum noch. Also vor tränenreichen Familienereignissen, soooo sentimentalen Filmen oder sonstigen Ereignissen die dich zu Tränen rühren können, die Linsen besser rausnehmen und Brille aufsetzen. Auch wenn die Kontaktlinsen für eine bessere Auffindbarkeit heute leicht blau eingefärbt sind. In einem Berg Kissen auf dem Sofa oder im Bett, auf dem Fußboden oder der Hochzeits- oder Trauerfloristik, sind sie trotzdem nicht leicht zu finden. Diese leicht bläuliche Färbung dient nur dazu sie im Aufbewahrungsbehälter leichter zu finden und zu greifen.

Wenn man die Linsen im Auge hat ist diese leichte Tönung kein bisschen zu bemerken. Beim Duschen oder Baden halt die Augen schließen, wenn der Kopf mit Wasser in Kontakt kommt. Ich erinnere mich heute, nach inzwischen vielen Jahren noch sehr gut daran, was das für ein Glücksgefühl war, als ich beim ersten Duschen mit den neuen Kontaktlinsen sogar meine Zehen scharf sehen konnte.

Beim Schwimmen und ganz klar beim Tauchen ist eine gut sitzende Schwimm- oder Tauchbrille unersetzbar. In Gewässern tummeln sich nicht nur Erholungssuchende, sondern auch jede Menge Krankheitserreger. Nach dem Badeausflug die Linsen am Besten so schnell wie möglich reinigen und in die Desinfektionslösung legen.

Desinfizierende Kombilösungen haben meist eine minimal Einwirkzeit von 3 – 6 Stunden, also kurz eintauchen und wieder ins Auge setzen genügt nicht! Wer dann nicht gleich wieder in den heimischen vier Wänden ist, muss auch daran denken alle dafür benötigten Utensilien (Reinigungs- und Aufbewahrungslösung, Behälter, Seife, ein sauberes trockenes Handtuch und natürlich die Brille) mitzunehmen. Sollte keine ausreichende Waschgelegenheit vor Ort sein auch eine kleine Flasche destilliertes Wasser mitnehmen (das ist auch annähernd keimfrei), um den groben Schmutz von den Händen zu spülen und desinfizierende Reinigungstücher, anschließend nochmal mit destilliertem Wasser, um etwaige Reinigungs- und Desinfektionsmittelrückstände abzuspülen.

Hab ich schon gesagt, wie wichtig gründliches säubern der Hände – Handfläche und auch die Fingerkuppen - vor jedem Kontakt mit dem Auge und den Linsen ist?

Gründliches Hände waschen bedeutet für mindestens 30 Sekunden intensiven Kontakt und rubbeln mit Seife (Flüssigseife oder mit einem Seifenstück einschäumen) und Wasser und anschließendes gründliches Abspülen mit warmen Wasser. Seifen (-stücke) sollten dabei nicht rückfettend oder sonstwie "pflegend" sein und auch keine Zusätze für Peeling enthalten. Spezielle antibakterielle Seifen sind jedoch nicht nötig, denn jede normale Seife entfernt auch 99,99% aller Krankheitserreger. Für die restlichen 0,01% bräuchte es schon extra schwere Geschütze, die wiederum selber Gefahren für die eigene Gesundheit und Umwelt bergen. Das Handtuch, mit dem du dir dann die Hände abtrocknest sollte verständlicher weise nicht fusseln und sauber sein.

Randerscheinung

Gerade bei weichen Kontaktlinsen hat die Randgeometrie einen entscheidenden Einfluss auf das Trageverhalten. Besonders nach einigen Stunden Tragezeit bekommen die Punkte Beweglichkeit und Flüssigkeitsverteilung unter der Linse eine relevante Rolle.

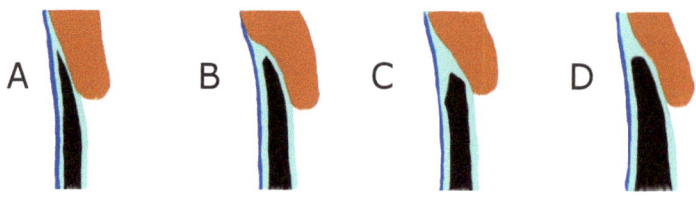

Typ A

Einseitig flach, dieser Typus hat anfänglich die angenehmsten Trageeigenschaften, ist aber besonders für die Unterspülung mit Tränenflüssigkeit ungünstig. Diese sitzt zwar etwas sicherer im Auge aber durch die geringere Beweglichkeit wird sie nach einer gewissen Zeit unbequem. Nach einigen Stunden können deutliche Einprägungen auf der Hornhaut erfolgen und diese nicht optimal mit Nährstoffen versorgt werden.

Typ B

Vorderseitig flach, hierbei hebt sich der Linsenrand etwas von der Hornhaut ab. Zur Hornhaut hin ist eine kurze abgeschrägte Kante, zum Augenlid eine längere Schräge Kante. Durch die flachere Vorderkante ist beim Blinzeln der Widerstand der Augenlider noch relativ gering, was nur ein geringes Fremdkörpergefühl bewirkt. Die kurze Anstaukante an der Rückseite wirkt sich weniger nachteilig auf den Tränenfilm aus. Beweglichkeit und Langzeitkomfort sind gut.

Typ C
Rückseitig lange flache Kante, kurze Vorderkante. Durch den sogenannten Wasserskieffekt staut sich die Tränenflüssigkeit leicht unter dem Linsenrand. Das sorgt für eine optimale Beweglichkeit und gut Verteilung der Tränenflüssigkeit. Durch die kurze Kante an der Vorderseite dauert es jedoch ein paar Minuten, bis man sich an sie gewöhnt hat und sie sich nicht mehr als Fremdkörper anfühlen.

Typ D
Dieses Randprofil findet sich vor allem bei formstabilen Linsen. Die Nährstoffversorgung und Beweglichkeit der Linse sind optimal aber auch hier dauert es einige Minuten, bis man sich daran gewöhnt hat und sie nicht mehr wahrnimmt.

Tageslinsen

Wie der Name schon impliziert, werden diese Linsen nur einen Tag getragen und dann weggeworfen. Ablagerungen haben in dieser kurzen Zeit keine Chance deren Eigenschaften zu verschlechtern. Die Kosten belaufen sich auf durchschnittlich 1 bis 2 pro Paar, also 30 bis 60 monatlich. Dieser Typus ist für aktive Leute optimal, fast egal wie die hygienischen Bedingungen vor Ort sind, eine Gelegenheit die Hände zu waschen sollte mindestens vorhanden sein. Vom entspannten Badeurlaub bis zu einem Abenteuertrip durch die Berge, ein gemütlicher Fünf-Uhr-Tanztee oder eine fetzige Rave-Party. Auch wenn diese Linsen vielfach im Internet und in Drogerie- und Supermärkten zu kaufen sind, als medizinisches Produkt müssen diese von einem Fachmann angepasst werden. Nur dieser kann entscheiden, ob das jeweilige Modell für dein Auge und Fehlsichtigkeit geeignet ist.

Wochenlinsen

Diese können eine, meistens aber zwei Wochen täglich getragen werden. In diesem Bereich gibt es auch Linsen die Tag und Nacht, dann aber nur für insgesamt eine Woche getragen werden können. Diese werden als vT- oder VT–Linsen (verlängerte Tragedauer) bezeichnet. Kann man mal machen, wenn man eine Woche nicht mal eine Gelegenheit zum Hände waschen hat. Wer gelegentlich auch Nachts Bereitschaftsdienst hat, kann davon profitieren, da man mit diesen auch schlafen kann.

Eine Packung mit 6 Stück (drei Paar) kostet von 20 bis 50 und wenn man sie nur tagsüber trägt (ein Paar zwei Wochen) kommt man mit einer Packung 6 Wochen lang aus. Spezielle

Reiniger sind hier nicht erforderlich, nur eine desinfizierende Aufbewahrungslösung (Kombilösung).

Monatslinsen

Ist jetzt keine Überraschung, dass man diese für 4 bis 5 Wochen (tagsüber) tragen kann. Je nach Ausführung, sphärisch/torisch und monofokal/multifokal kosten diese 20 bis 80 pro 6 Stück (3 Paar) und man ist mit einer Packung für drei Monate versorgt. Für eine verlängerte Tragedauer sind hier nur wenige geeignet (nach Absprache mit dem Anpasser) und müssen hier wohl auch zwischendurch entfernt und gereinigt werden. Empfohlen wird hier einmal wöchentlich eine Enzymreinigung, um Ablagerungen zu entfernen.

Um einen Einstieg in die Kontaktlinsenszene zu finden und den Umgang damit zu üben, halte ich diese durchaus für sinnvoll. Der Augengesundheit förderlich ist es, vor dem Einsetzen von einem neuen Paar, ein paar Tage eine Brille zu tragen, so kann sich die Hornhaut einige Tage erholen.

Jahreslinsen

Bei den Jahreslinsen gibt es sowohl welche, die man 12 Monate als auch solche die nur 6 Monate getragen werden können. Die Preise liegen zwischen 50 und 130 pro Stück. Da es hier in den Internetshops nur eine sehr kleine Auswahl gibt, scheint die Nachfrage dafür eher gering zu sein. Für diesen Preis bekommt man auch schon ordentliche formstabile Linsen, die man zwei Jahre und bei guter Pflege sogar länger nutzen kann.

Gefärbte/farbige Kontaktlinsenarten

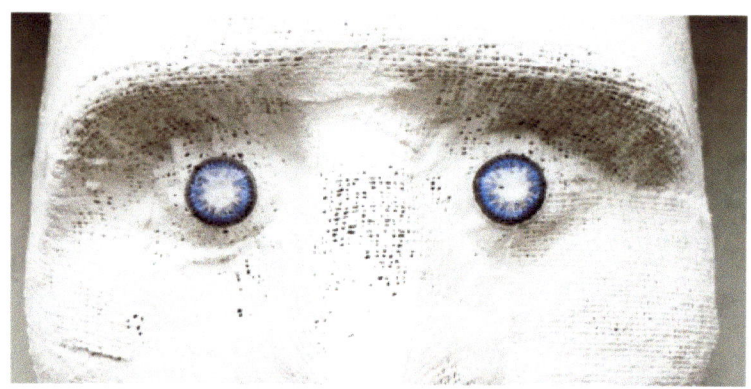

Als farbige Kontaktlinsen werden solche bezeichnet, die die Augenfarbe verändern. Manche Hersteller bieten diese auch als sphärische Linsen mit Stärke an, zur Korrektur von Kurz- oder Weitsichtigkeit. Motivlinsen gibt es generell nur ohne Sehstärkenkorrektur.

Ob als Katzen-, Reptilien- oder Vampiraugen und viele Motive mehr. Durch die farbige Bedruckung schränken diese das Sichtfeld ein und sind **nicht** für den Straßenverkehr zugelassen! Scleralinsen decken mit 22 mm Ø nicht nur die Iris, sondern auch einen Teil der Lederhaut (Sclera) ab. Als gelegentlicher Gag für ein paar Stunden auf einer Party sind die Risiken und Nebenwirkungen sicherlich vertretbar. Wer sie täglich und womöglich sogar mehr als 10 Stunden tragen möchte, sollte sich das aber sehr genau überlegen. Die Augengesundheit aufs Spiel setzen um krasscool aus der Wäsche zu gucken – eher uncool.

Eindringlich warnen kann ich hier nur vor Billigschnäppchen aus dem Internet oder 1 -Läden, da hier die Materialqualität, Sauerstoffdurchlässigkeit und hygienischen Standards doch sehr fraglich sind.

Weiche Kontaktlinsen reinigen

Einstufen-System

Neudeutsch auch gern als All-in-one-System bezeichnet. Sehr einfach in der Anwendung, da nur eine Lösung für die Aufbewahrung, Reinigung und Desinfektion nötig ist. Häufig kann man diese auch zum Benetzen des Auges – sozusagen als Augentropfen – verwenden. Da diese eine Vielzahl an Wirk- und Hilfsstoffen enthalten ist die Verträglichkeit oft nicht sonderlich gut. Die Reinigungskraft dieser Alleskönner ist eher "ausreichend" und nicht erstklassig. Für Austauschlinsen, die nach spätestens einem Monat weggeworfen werden, sind diese gut geeignet. Mit den meisten kann auch eine manuelle Reinigung der Linsen vorgenommen werden.

Danach werden sie mit frischer Lösung in die Behälter zur Aufbewahrung/Desinfektion gegeben. Da diese etwas langsam desinfizieren müssen sie mindestens vier, manche auch sechs Stunden für eine ausreichende desinfizierende Wirkung in der Lösung bleiben. Die Preise pro Liter liegen zwischen 11 und 38 . Natürlich hat's die Stiftung Warentest getestet und unter den 5 "sehr gut" bewerteten sind alle Preisgruppen vertreten. Dazu gehören: Apollo iWear all-in-1, Eye see Only one solution (Fielmann), Eyelike Kombi super, Opti-free Replenish und ReNu Multi Plus Fresh Lens Comfort.

Mehrstufensysteme

Kochsalzlösung/Aufbewahrungslösung

Sterile Kochsalzlösungen und andere Aufbewahrungslösungen haben keine reinigende oder desinfizierende Wirkung. Diese Schritte werden in Mehrstufensystemen durch Oberflächenreiniger und/oder Peroxidlösungen übernommen. Diese dienen nur zum feucht halten der Linsen und da sie steril also keimfrei sind, sollte dort keine Kontamination mit Krankheitserregern erfolgen.

Oberflächenreiniger

Von diesen werden einige Tropfen auf die Linse in der Handfläche gegeben und meist mit der Kuppe des kleinen Fingers verrieben. Diese entfernen Fette und Proteine, manche auch Rückstände von Kosmetika, die ins Auge gelangt sein könnten. Nach 20 bis 30-sekündigem rubbeln wird der Oberflächenreiniger mit steriler Kochsalz- oder Aufbewahrungslösung abgespült. Anschließend müssen die Linsen für eine bestimmte Zeit in eine Aufbewahrungslösung, um eventuelle Rückstände des Reinigers zu neutralisieren.

Enzymreiniger

Da sich Proteinablagerungen mechanisch nur ungenügend entfernen lassen müssen die Linsen durch enzymatische Reiniger von diesen befreit werden. Meist sind es Tabletten, die der Aufbewahrungslösung zugegeben werden und dann über Nacht ihre Wirkung entfalten können. Je häufiger das geschieht, umso besser für die Linsen und die Augen.

Moderne Kombilösungen für die tägliche Pflege können dieses schon in gewissem Umfang leisten, eine wöchentliche Spezialreinigung mit Enzymtabletten sorgt bei Dauerlinsen für ungetrübten Durchblick und dafür, dass Bakterien und Pilze möglichst wenig Nahrung vorfinden. Diese Reiniger dürfen niemals in das Auge gelangen, da sie dort das Gewebe schädigen. Nachdem Enzymbad müssen diese Wirkstoffe mit Kombilösung, Aufbewahrungslösung oder Kochsalzlösung gründlich abgewaschen werden.

Peroxidsysteme

Wasserstoffperoxid ist ein sehr wirksames Desinfektionsmittel, das sehr häufig in der Medizin, Kosmetik und Lebensmitteltechnik verwendet wird. Die desinfizierende/sterilisierende Wirkung gegenüber Bakterien, Pilzen, Viren und Sporen beruht auf einer Reaktion mit Sauerstoff (Oxidation). Da Peroxidlösungen einem natürlichen Zersetzungsprozess unterliegen sollten diese kühl gelagert und das Ablaufdatum beachtet werden.

Dadurch dass Peroxidlösungen keine Konservierungsmittel zugesetzt werden, sind diese sehr gut verträglich. Für diese Systeme sind spezielle Behälter mit einer gasdurchlässigen Membran oder einem kleinen Loch notwendig, meistens sind diese im Pflegesystem enthalten. Der reinigende Effekt ist besonders bei Eiweißablagerungen nur minimal, deshalb wird eine manuelle und enzymatische Reinigung der Linsen nicht ersetzt.

Einstufensystem: Dabei ist nur ein Anwendungsschritt nötig. Die im Behälter befindliche Peroxidlösung wird zeitversetzt durch eine (von Anfang an zugegebene) Neutralisationstablette oder durch eine katalytische Reaktion mit einem Platinstreifen neutralisiert. Vor dem Einsetzen in die Augen, sind die Linsen mit Kochsalz- oder Kombilösung zu spülen, um Verunreinigungen und Reinigerreste zu entfernen. Diese Systeme benötigen gewöhnlich mindestens 6 Stunden für die Desinfektion und Neutralisation und kosten etwa 50 Cent je Anwendung.

Zweistufensystem: Das desinfizierende Peroxid wird erst anschließend in einem zweiten Schritt neutralisiert. Scheint aber nicht sehr gebräuchlich, da ich erst nach langer Suche Zweistufensysteme von Ons Merk und 0211 Peroxid PLUS dazu gefunden habe. Nach 20-minütiger Desinfektion werden die Kontaktlinsen weitere 20 Minuten in eine Neutralisationslösung gegeben. Zur Auswahl stehen hier konservierungsmittelfreie Lösungen in Einwegampullen oder eine Flasche mit Konservierungsmittel. Die Kosten liegen bei etwa 50 Cent je Anwendung.

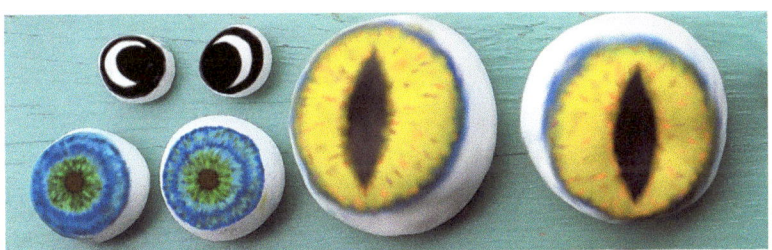

Formstabile Kontaktlinsenarten

Bei diesen ist es inzwischen nicht mehr so, dass diese richtig hart sind, deshalb ist die korrekte Bezeichnung auch "formstabil". Diese sind wesentlich kleiner als weiche Linsen und sind meist nur 8 bis 10 mm im Durchmesser. Die Kunststoffe aus denen diese gefertigt werden enthalten keine Wasseranteile, ihre recht hohe Sauerstoffdurchlässigkeit ist durch das Material selbst bedingt. Sie schwimmen auf und im Tränenfilm, der eine bessere Sauer- und Nährstoffversorgung der Hornhaut und anderer Gewebe darunter sicher stellt. Dadurch, dass sie gerade mal halb so groß sind wie weiche Linsen bedecken sie die Hornhaut/Iris nicht ganz, so ist auch die benachteiligte Fläche wesentlich geringer.

Im Gegensatz zu den weichen Sensibelchen, sind die harten auch hart im nehmen und praktisch unkaputtbar. Man kann also ruhig kräftig reiben, um die schön sauber zu kriegen. Einmal wöchentlich sollten sie in ein Enzymbad (guckst Du Reinigungssysteme, ein paar Seiten weiter) um fettige oder proteinhaltige Verunreinigungen zu entfernen. Da die Linsen selber keinen Wasseranteil haben, besteht auch keine Gefahr, dass sie austrocknen und dadurch unbrauchbar werden könnten. Dennoch sollten sie entweder im Auge oder in der Aufbewahrungslösung sein. Durch das fehlende Wasser im Linsenmaterial haben es auch Bakterien schwerer sich anzusiedeln, die Gefahr von Infektionen ist bei diesem Linsentyp deutlich niedriger.

Wenn eine Hornhautverkrümmung zu korrigieren ist (torische Kontaktlinsen), ist es ohnehin unverzichtbar diese durch einen Optiker anpassen zu lassen. Wer welche im Internet bestellen will, muss dazu einige Werte kennen. Zunächst einmal ob du bitorische oder rücktorische benötigst, die Dioptrien (oft dpt oder PWR bezeichnet, zweimal die Werte für die Basiskurve (BC) sowie Zylinder- und Achswerte. Alles klar – oder doch lieber zum Optiker, da gibt's auch meistens noch einen Kaffee.

Eine Untersuchung und Vermessung der Hornhaut und ihrer Krümmung ist innerhalb weniger Minuten berührungs- und schmerzfrei erledigt. So ein Ophtalmometer steht in jeder Augenarztpraxis und bei jedem Optiker. Da man formstabile Kontaktlinsen rund zwei Jahre trägt, sollten die Sehwerte halbwegs stabil sein.

Ortho-K-Linsen

Orthokeratologische Kontaktlinsen, oft einfach nur Nachtlinsen genannt, pressen über Nacht die Horhaut in die gewünschte Form. Die Idee ist gut, die Praxis hat sich aber als nicht einfach und risikolos erwiesen. Während der Anpassungsphase ist man anfangs zweimal täglich beim speziell ausgebildeten Augenarzt oder Optiker. Danach sind nur noch alle 3 Monate Kontrollen nötig. Die Kosten liegen bei 800 bis 1000 jährlich und es muss sicher sein, dass man sie jede Nacht tragen kann. Im Verlauf des Tages gewinnt die Hornhaut ihre ursprüngliche Form zurück, so verschlechtert sich Stunde für Stunde das Sehvermögen und muss durch spezielle Brillen oder weiche Linsen ausgeglichen werden. Eine 100-%-ige Korrektur wird auch morgens nicht erreicht, weitere Nachteile gibt es bei der Kontrastwahrnehmung und unerwünschten Reflexionen.

Einsetzen/heraus nehmen

Nach dem Waschen der Hände mit der Fingerkuppe die Linse aus dem Behälter fischen und auf die Kuppe des anderen Zeigefingers setzen. Auch hier darauf achten, dass nicht zu viel Lösung auf dem Finger die Linse verrutschen lässt. Mit dem Mittelfinger das untere Lid etwas nach unten ziehen und die Linse (auf der Kuppe des Zeigefingers) direkt auf die Hornhaut setzen. Lider schließen und ein- zweimal blinzeln dann sollte die Linse in der richtigen Position sein. Bei torischen Linsen kann es auch mal eine Minute dauern, bis sie sich in die richtige Achse gedreht hat. Formstabile Linsen kann man weder quetschen noch können sie sich umstülpen. Auch hier die gebrauchte Lösung wegschütten, den Becher etwas ausklopfen und trocknen lassen.

Heraus nehmen ist hier ganz easy und man braucht sich dazu nicht einmal ins Auge fassen. Kopf leicht nach vorne beugen, für die Linse des rechten Auges die linke Handfläche dicht und flach unter das Auge halten und mit einem Finger der anderen Hand den äußeren Augenwinkel nach Außen ziehen, so dass etwas "Spannung" auf dem Augenlid ist und blinzeln. Mit etwas Übung fällt sie beim ersten Mal schon in die flache Hand und kann dann gereinigt werden. Da sie manchmal auch seitlich heraus springt, sollte die Hand um das Auge herum möglichst dicht anliegen. In den Behälter geben und zu etwa einem Drittel mit frischer Lösung auffüllen. Mehr Lösung sollte nicht in die Behälter, da dieser sonst überläuft, wenn man den Finger hinein taucht, um die Linse heraus zu holen.

Formstabile Kontaktlinsen reinigen

Da harte Linsen 18 bis 24 Monate getragen werden können, ist hier eine gründliche Reinigung noch wichtiger als bei Austauschlinsen. Auch wenn diese für eine Besiedelung mit Bakterien weniger anfällig sind als weiche Linsen, darf die Desinfektion trotzdem nicht vernachlässigt werden.

All-in-One

Auch hierfür gibt es Einstufenlösungen, die Aufbewahrung, Desinfektion und Proteinentfernung in einer Lösung vereinigen. Nach dem Herausnehmen aus dem Auge werden die Sehkraftverstärker mit einigen Tropfen Lösung manuell gereinigt und dann für mindestens 6 Stunden in frische Lösung zur Aufbewahrung/Desinfektion gegeben. Zum Entfernen hartnäckiger Proteinablagerungen empfehlen die Hersteller die regelmäßige Verwendung von Enzymreinigern, der Intervall richtet sich dabei nach der individuellen Zusammensetzung des Tränenfilms und der Tragedauer der Linsen.

Mehrstufen-Systeme

Hier erfolgt die Reinigung und Aufbewahrung/Desinfektion in getrennten Schritten. Nach dem Herausnehmen werden die Linsen mit der Reinigungslösung sauber gerubbelt, mit Kochsalz- oder Aufbewahrungslösung abgespült und in frischer Lösung aufbewahrt beziehungsweise desinfiziert. Bei den meisten erfolgt zusätzlich eine Proteinentfernung mit Enzymreinigern, meist einmal wöchentlich.

Proteinentfernung

Beim Schrubben der harten Linsen mit der Reinigungslösung werden nur die eher locker sitzenden Eiweißablagerungen entfernt. Die hartnäckigen Ablagerungen können nur mit einem enzymatischen Reiniger entfernt werden, diese lösen und zersetzen diese Eiweißstoffe. Bewährt hat sich hier eine einmal wöchentlich stattfindende Intensivreinigung mittels eines Enzymreinigers in Kombination mit einer täglichen manuellen Reinigung mit einer All-in-One-Lösung oder noch besser einer separaten Reingungslösung.

Die Kosten für Enzymreinigertabletten liegen zwischen 0,5 und 1 Euro je Stück, der 2-komponentige Progent SP Intensivreiniger kostet rund 2 Euro je Anwendung. Für die wöchentliche Proteinentfernung verwende ich die Enzymtabletten und einmal im Monat Progent SP. Dazu werden die beiden Lösungen (je eine Einwegampulle) in die mitgelieferten Behälter gefüllt, die Kontaktlinsen eingehängt und leicht geschüttelt. Nach spätestens 30 Minuten müssen sie daraus entnommen und mit Aufbewahrungslösung gespült werden, sonst besteht die Gefahr, dass sich die Linsen verfärben können.

Peroxidlösung

Wasserstoffperoxidlösungen können bei Bedarf zur gründlichen Desinfektion verwendet werden aber nicht alle Systeme sind für formstabile Linsen geeignet. Für die tagtägliche Pflege sind diese nicht zu empfehlen. Das Peroxid kann in die Linse eindringen und durch eine eventuell ungenügend lange Neutralisation nicht ausreichend beseitigt werden und Reizungen der Hornhaut verursachen.

Noch was

Augenfutter

Getreu dem Motto »Essen ist das neue Beten« habe ich hier auch ein paar Glaubensregeln. Auch wenn es manche doch etwas übertreiben, ist doch unbestritten, dass sich unsere Ernährung auf unsere Gesundheit auswirkt. Und bitte auch nicht in die nächste Drogerie rennen und einen Korb mit Nahrungsergäzungsmitteln raus schleppen. Eine ausgewogene Mischkost ist nicht nur für die Augen gut, sondern für den ganzen Körper.

Vitamin C
Können wir hier getrost vernachlässigen. Eine Portion Pommes mit Ketchup deckt bereits die Hälfte des Tagesbedarfs, eine halbe rote Paprika sogar den Gesamtbedarf. Vitamin C Mangel tritt in Deutschland kaum auf, auch in vielen Fertigprodukten wird Ascorbinsäure (Vitamin C) als Konservierungsmittel verwendet.

Karotinoide
Nicht nur in Karotten, sondern in allen farbigen und dunkelgrünen Gemüsen. Für die Augen besonders wichtig sind Lutein und Zeaxanthin, diese kommen in Blattgemüsen, Eigelb und gelben/orangen Gemüsen und Obst vor.

Anthocyane
Dieser sekundäre Pflanzenstoff und Antioxidans kommt in (dunkel-) roten, blauen, violetten und schwarzem Obst und Gemüse vor. Beispielsweise: Rotkohl, rote Bete, blaue Trauben, Heidel- und Holunderbeeren.

Omega-3-Fettsäuren
In fetten Fischen (u.a. Hering, Lachs und Makrele), Nüssen und in pflanzlichen Ölen, wie Leinöl, Walnuss- und Rapsöl. Diese Öle sollten im Kühlschrank aufbewahrt werden, das verlangsamt den Abbau der wertvollen Fettsäuren.

Augenschau

Beim Einsetzen und Herausnehmen der Kontaktlinsen gleich den Zustand deiner Augen kontrollieren. Je früher Probleme erkannt werden, umso besser sind sie behandelbar. Sind die Augen schon vorher gerötet, ungewöhnlich trocken, tränenreich oder bildet sich gar ein Gerstenkorn (Entzündung an der Lidkante oder unter dem Lid) sollte lieber zur Brille gegriffen werden. Haben sich die Beschwerden nach ein paar Stunden oder am nächsten Tag noch nicht gebessert einen Augenarzt aufsuchen.

Akanthamöben

Die seltenen Fälle werden gerne mal von der Yellowpress mediengerecht aufbereitet, etwa 80% der Fälle von Akanthamöbenkeratitis sollen bei Trägern weicher Kontaktlinsen vorkommen. 80% hört sich schrecklich viel an, in absoluten Zahlen ist das Risiko kaum wahrnehmbar. Rund 100 bis 200 Fälle soll es jährlich in Deutschland geben, davon 80% bei etwa 3.000.000 bis 4.000.000 (3-4 Millionen) Kontaktlinsenträgern. An Salmonellen erkranken 25.000 bis 50.000 Menschen jedes Jahr. Natürlich soll das kein Aufruf sein mit der Hygiene zu schlampen. Akanthamöben kommen praktisch überall vor, im Wasser, in der Erde und deren Trophozoiten sogar in der Luft. Eine Erkrankung mit Akanthamöben ist (im Frühstadium) recht gut behandelbar, das Problem ist, dass sie oft nicht rechtzeitig erkannt wird, da sich Anfangs die Symptome mit einer Herpes-Keratitis sehr ähneln.

Bei Badeausflügen sollte eine Schwimmbrille getragen werden, diese verhindert dass Wasser in die Augen gelangt und auch, dass die Kontaktlinsen dadurch versehentlich aus dem Auge gespült werden.

Nach dem Schwimmen die Hände gründlich waschen. Die Wirkung von den meisten Kombilösungen ist bei Akanthamöben ungenügend, nach dem Baden sollten diese auch ausreichend lange in einer Peroxidlösung desinfiziert werden.

Beruf

Bei einigen Berufen eignen sich Kontaktlinsen weniger, wer täglich Gipswände abschleift oder sonst ordentlich Dreck aufwirbelt, wird an Haftschalen keine große Freude haben. In Räumen mit trockener Raumluft sollten die Augentropfen immer in Reichweite sein. Wer häufig mit gasförmigen Umweltbelastungen zu tun hat, sollte formstabile Linsen bevorzugen, da weiche Linsen dadurch geschädigt werden können. Andererseits gibt es einige Berufe, bei denen Linsen Vorteile bieten. Wer mit Wasserdampf (Küche, Wäscherei) oder unterschiedlichen Klimabedingungen (Kühlhaus, Gewächshaus und dergleichen) zu tun hat, kann hier den Nachteilen von Brillen aus dem Weg gehen.

Hygiene

Neben gründlichem Händewaschen, sauberen Handtüchern und Reinigung/Austausch der Behälter sind noch ein paar Dinge zu beachten. So ist auch bei allen anderen Utensilien auf Sauberkeit zu achten. Die Flaschen mit den Lösungen sollten ebenfalls von Außen gereinigt werden, dazu reicht ein Spritzer Flüssigseife oder Spülmittel – damit gründlich einschäumen – und mit warmen Wasser abspülen. Da ich diese großen Flaschen der Kombilösungen unhandlich finde, fülle ich die Lösung in kleinere Flaschen (aus Reisesets) um. Der Tropfverschluss lässt sich abziehen und wird dann über Nacht in Wasserstoffperoxid gelegt.

Nach dem Umfüllen der Lösung stecke ich den Tropfverschluss wieder auf die kleine Flasche – ohne die Tropföffnung zu berühren. Falls du Linsenpinzetten oder Sauger benutzt diese auch säubern und in Wasserstoffperoxid desinfizieren.

Infektionskrankheiten

Bei Infektionskrankheiten wie Erkältung und Grippe sollte für einige Tage auf das Tragen von Kontaktlinsen verzichtet werden. Selbstredend wenn das Auge selbst durch Bakterien oder Viren infiziert ist aber auch falls die Drüsen der Augenlider (Gerstenkorn) betroffen sind. Sind andere im Haushalt lebende Personen betroffen, ist es eine sinnvolle vorbeugende Maßnahme die Linsen im Behälter zu belassen.

Kosmetika

Viele Hersteller bieten Kontaktlinsen verträgliche Kosmetikprodukte an. Es muss unbedingt vermieden werden, dass die Substanzen in das Auge gelangen, das heißt, vorsichtige Handhabung und etwas Abstand zu den Lidkanten halten. Beim Sprayen von Haarspray/Parfum und Pudern die Augen schließen (und etwas warten bis sich die Wolke verzogen hat) und möglichst sparsam verwenden. Auch Handcremes erst verwenden, wenn die Linsen sicher im Auge oder in den Aufbewahrungsbehältern sind. Auch wenn beim Abschminken die Linsen schon in ihren Behältern sein sollten, ist die Verwendung von alkohol- und parfümfreien Öl-in-Wasser-Emulsionen empfohlen.

Ganz generell gilt, cremige statt pudrige, wässrige oder ölige und wasserfeste Produkte zu verwenden. Denn alles was sich auf den Linsen ablagert kann den Tragekomfort verschlechtern oder auch das Linsenmaterial selber angreifen.

PHMB

Polyhexanid ist ein sehr breit wirksames Desinfektionsmittel das zur Wundreinigung, als Desinfektionsreiniger, zur Konservierung von Kosmetika und natürlich zum Desinfizieren von Kontaktlinsen verwendet wird. Es ist zwar gründlich aber langsam, deshalb die Mindesteinwirkzeit von 6 Stunden und mehr. In höheren Konzentrationen (ab 0,1%) tötet es auch Körperzellen und ist als krebserregend eingestuft. Kontaktlinsenlösungen enthalten nur 0,0001 bis 0,0005% dieses Wirkstoffs, durch benetzen mit Kochsalzlösung oder Augentropfen vor dem Einsetzen kann dieser noch weiter verdünnt werden.

Produktion

Bei einer durchschnittlichen Dicke von 0,1 Millimeter ist die Herstellung von Kontaktlinsen nichts für Grobmotoriker. Aber nicht nur deshalb ist die Produktion weitgehend automatisiert - keine Finger = keine Bakterien.
Formguss
Diese einfache Methode wird vor allem für Massenware, wie Standardtages- und Wochenlinsen verwendet. So schnell und billig dieses Verfahren auch ist, so eingeschränkt sind die optischen Möglichkeiten und die Qualität insgesamt. Das Material wird in Mulden gegossen, in Form gepresst und härtet dann bei Hitzeeinwirkung aus.

Rotationsguss

Hierbei wird das flüssige Linsenmaterial in eine rotierende Mulde gegeben. Die Form der Mulde und die bei der Rotation entstehenden Fliehkräfte sorgen für die Formgebung der Linse. Eine Bestrahlung mit UV-Licht während der Rotation sorgt für die Aushärtung. Dieses Verfahren auch häufig bei Wochen- und Monatslinsen angewendet, da sich so schnell und günstig große Mengen produzieren lassen.

Drehverfahren

Mit dieser Methode lassen sich sowohl weiche wie auch formstabile Linsen herstellen. Aus einem (festen, wasserfreien) Rohling werden mit Diamanten die Linsen gefräst. Bei weichen Kontaktlinsen werden diese dann gewässert und erhalten dann erst ihre endgültige Form und Elastizität. Da dies recht aufwändig ist, werden vor allem individuell angepasste (teure) Linsen so gefertigt. Bei den optischen Möglichkeiten hat man hierbei den größtmöglichen Gestaltungsspielraum.

Sauna

Du brauchst keine Angst haben, dass die kleinen Kunststoffschalen in der Sauna schmelzen. Wegen der trockenen Luft dort ist es jedoch sinnvoll eine Nachbenetzungslösung parat zu haben. Minutenlang auf den Saunaofen starren trocknet die Augen sehr aus, deshalb bewusst öfter blinzeln. Durch die anregende Wirkung eines Saunabesuches bilden sich verstärkt Ablagerungen. Für den Saunatag sind so auch Tageslinsen recht praktisch andere Linsentypen baldmöglichst gründlich reinigen.

Schwangerschaft

Für das Baby gibt es keinerlei Risiken, bevor es in den Kreißsaal geht sollte man (frau) die Linsen aber besser rausnehmen. Durch hormonelle Veränderungen kann sich die Zusammensetzung des Tränenfilms ändern. Regelmäßige Kontrollen beim Optiker und Nachbenetzungslösung geben hier Sicherheit und einen guten Tragekomfort.

Sport

Je nach Sportart, Schach oder Muay Thai, gibt es verschiedene Anforderungen zu beachten. Wegen des etwas besseren Haltes sind bei Aktivsportarten eher weiche Linsen die bessere Wahl. Bei Wassersportarten schützt eine Schwimmbrille vor Verlust der Linsen. Schweiß, der in die Augen rinnt, kann diese sehr unangenehm reizen, ein Stirnband hilft diesen zu bändigen.

Tränenfilm

6 bis 10 µm (entspricht 0,01 mm!) ist laut Wikipedia der Tränenfilm auf der Cornea dick. Eine Schmier-, Nähr- und Abwehrlösung, wie sie selbst unsere besten Chemiker kaum ersinnen könnten. Die oberste Schicht, die Lipidschicht ist nur 100 nm (entspricht 0,0001 mm) besteht aus Fetten und anderen wasserabweisenden Biomolekülen. Dieser verhindert ein zu schnelles verdunsten der darunter befindlichen wässrigen Schicht und ist zugleich eine ebenmäßige wirbel- und reflexionsarme Oberfläche mit bestmöglicher Lichtdurchlässigkeit.

Übrigens, der »Schlaf in den Augen«, diese morgendlichen Brösel in den Augenwinkel, bestehen aus dieser getrockneten Lipidschicht. Das liegt daran, dass nachts weniger der wässrigen Tränenflüssigkeit gebildet wird.

Die vergleichsweise dicke Schicht darunter besteht zu 98% aus Wasser, der Rest sind Sauerstoff, Nährstoffe, Salze und Proteine. Neben der Versorgung der Schichten ohne Blutgefäße sind vor allem die Proteine für die Verteidigung gegenüber Krankheitserregern zuständig

Je näher man sich der Hornhaut annähert, umso dickflüssiger wird die letzte der drei Schichten, die Schleimschicht. Dieser negativ geladene Schleim ist die letzte Barriere für Bakterien und etwa 30 bis 40 nm (entspricht 0,00004 mm) dick. Dieser besteht im wesentlich aus Proteinen (Eiweißstoffen) und Kohlenhydraten (Zuckerverbindungen).

µm = Mikrometer, nm = Nanometer

Ultraschallreiniger

Für Kontaktlinsen gibt es spezielle handliche Ultraschallreiniger. In den Tank wird für die jeweiligen Linsen geeignete Kombilösung gefüllt, dann die Linsen eingelegt und das Reinigungsprogramm gestartet. Es gibt meistens zwei Modi, ein 2-Minuten-Modus für die tägliche Reinigung und ein 5-Minuten-Modus für die wöchentliche Intensivreinigung. Die Preise liegen zwischen 35 und 90 Euro, man spart sich dann die Reinigungslösungen und Enzymreiniger, da man nur noch (etwas mehr) Kombilösung benötigt. *Siehe Seite 32*

Nachtrag: Letztens bei der Kontrolle war auf einer Linse ein leichter Proteinbelag. Deshalb mache ich jetzt zweimal wöchentlich das 5-Minuten-Programm und alle drei Wochen den Enzymreiniger.

Untersuchungen

Nicht nur bei Untersuchungen der Augen muss gegebenenfalls 1 bis 3 Tage vorher auf das Tragen von Kontaktlinsen verzichtet werden. Schon bei der Terminabsprache darauf hinweisen, dass man Kontaktlinsenträger ist und ob sie für die geplanten Untersuchungen getragen werden dürfen. Nicht nur bei Operationen unter Narkose, sondern auch bei einigen Untersuchungen mit starker Sedierung (hochwirksamen Beruhigungsmitteln, beispielsweise bei Magen- Darmspiegelungen) dürfen keine Kontaktlinsen getragen werden. Entweder von vorneherein Brille tragen oder die nötigen Utensilien zum Herausnehmen mitnehmen.

Für die fachliche Beratung danke ich Thorsten Jensen von Optik Mückenheim in Neumünster.